十二指肠非乳头区腺瘤和腺癌的诊断和治疗

日本《胃与肠》编委会　编著
《胃与肠》翻译委员会　译

U0198257

北方联合出版传媒（集团）股份有限公司
辽宁科学技术出版社

Authorized translation from the Japanese Journal, entitled
胃と腸　第56巻第13号
非乳頭部十二指腸腺腫・癌の診断と治療
ISSN：0536-2180
編集：「胃と腸」編集委員会
協力：早期胃癌研究会
Published by Igaku-Shoin LTD., Tokyo Copyright © 2021

All Rights Reserved. No part of this journal may be reproduced or transmitted in any form or by any means, electronic or mechanical, including photocopying, recording or by any information storage retrieval system, without permission from IGAKU-SHOIN LTD.

Simplified Chinese Characters published by Liaoning Science and Technology Publishing House, Copyright © 2024.

© 2024，辽宁科学技术出版社。
著作权合同登记号：第06-2021-225号。

版权所有・翻印必究

图书在版编目（CIP）数据

十二指肠非乳头区腺瘤和腺癌的诊断和治疗 / 日本《胃与肠》编委会编著；《胃与肠》翻译委员会译. 沈阳：辽宁科学技术出版社，2024.8. —— ISBN 978-7-5591-3661-9

Ⅰ. R735.3

中国国家版本馆CIP数据核字第20243938AP号

出版发行：辽宁科学技术出版社
　　　　　（地址：沈阳市和平区十一纬路25号　邮编：110003）
印　刷　者：辽宁新华印务有限公司
经　销　者：各地新华书店
幅面尺寸：182 mm×257 mm
印　　张：7.5
字　　数：170千字
出版时间：2024年8月第1版
印刷时间：2024年8月第1次印刷
责任编辑：卢山秀
封面设计：袁　舒
版式设计：袁　舒
责任校对：黄跃成

书　　号：ISBN 978-7-5591-3661-9
定　　价：128.00元

编辑电话：024-23284367
E-mail：lkbjlsx@163.com
邮购热线：024-23284502

《胃与肠》官方微信：15640547725

《胃与肠》编委会 (按五十音图排序)

主编 松本 主之

编者

新井 富生	入口 阳介	江崎 幹宏	小泽 俊文	小田 丈二	小野 裕之
小山 恒男	海崎 泰治	九嶋 亮治	藏原 晃一	小林 广幸	齐藤 彰一
清水 诚治	竹内 学	田中 信治	长南 明道	长浜 隆司	二村 聪
根本 哲生	伴 慎一	平泽 大	松田 圭二	八尾 建史	八尾 隆史
山野 泰穗					

专家委员会

主任委员

吕　宾　浙江中医药大学附属第一医院消化内科

委员（按姓氏笔画排序）

丁士刚　北京大学第三医院

王邦茂　天津医科大学总医院消化内科

王亚雷　安徽医科大学第一附属医院消化内科

王良静　浙江大学医学院附属第二医院内科

左秀丽　山东大学齐鲁医院

包海标　浙江中医药大学附属第一医院

杜奕奇　海军军医大学附属长海医院

李景南　北京协和医院消化内科

邹多武　上海交通大学医学院附属瑞金医院

沈锡中　复旦大学附属中山医院

张开光　中国科学技术大学附属第一医院

张国新　江苏省人民医院

陈卫昌　苏州大学附属第一医院

陈胜良　上海仁济医院消化内科

孟立娜　浙江中医药大学附属第一医院消化内科

侯晓华　华中科技大学同济医学院附属协和医院消化内科

祝　荫　南昌大学附属第一医院

黄智铭　温州医科大学附属第一医院

程向东　浙江省肿瘤医院

戴　宁　浙江大学医学院附属邵逸夫医院消化内科

审校委员会（按姓氏笔画排序）

艾新波　珠海市人民医院消化内科

张　黎　同济大学附属上海市东方医院病理科

张惠晶　中国医科大学附属第一医院内镜科

陈　晔　同济大学附属同济医院消化内科

胡　晓　四川省人民医院消化内科

钟文其　南京大学医学院附属鼓楼医院消化内科

徐勤伟　同济大学附属上海市东方医院内镜中心

翻译委员会（按姓氏笔画排序）

关宇廷　中国医科大学附属盛京医院放射治疗室

吴　岑　中国医科大学附属盛京医院呼吸与危重症医学科

吴英良　沈阳药科大学药理教研室

陈熹铭　中国医科大学附属盛京医院实验肿瘤学实验室2

邵　洋　中国医科大学附属盛京医院检验科

赵　晶　浙江中医药大学附属第一医院

目　录

十二指肠非乳头区腺瘤和腺癌的诊断和治疗

—— 最近的发展趋势

藏原 晃一[1]

关键词　十二指肠　腺瘤/腺癌　黏液表型　内镜诊断　治疗

[1] 松山赤十字病院胃腸センター　〒790–8524 松山市文京町1

前言

近年来，随着上消化道内镜筛查的普及，临床遇到十二指肠上皮性肿瘤的机会在增加，特别是对十二指肠非乳头区腺瘤/腺癌的早期诊断和微创治疗的必要性在日益显著。针对本病的癌处置规则依然处于未确定的状态，但近年来基于病例的积累，有关十二指肠非乳头区腺瘤和腺癌的诊断和治疗的报告在增加，制定明确的诊断标准的时机正在到来。

本书以"十二指肠非乳头区腺瘤和腺癌的诊断和治疗"为主题，编者们根据收集的关于十二指肠非乳头区腺瘤/腺癌的病理诊断、内镜诊断和治疗最新知识的论文，整理了各个方面所存在的问题，以现阶段能够取得的一定的共识为抓手进行了策划。这是本系列继《十二指肠腺瘤/腺癌的诊断》之后，时隔2年再次以"十二指肠非乳头区腺瘤/腺癌"为主题策划的图书。

近年来，有论文报道了着眼于反映十二指肠非乳头区腺瘤/腺癌构成要素的黏液表型（细胞表型）的研究，基于黏液表型的分类的重要性逐渐被阐明。本文从黏液表型的角度，包括最近论文的综述在内，以本病的诊断为中心进行概述。

十二指肠非乳头区的组织结构和伴有异位性胃型上皮的肿瘤样病变

为了正确诊断十二指肠非乳头区的腺瘤/腺癌，事先了解十二指肠的特征性组织结构，从组织发生的角度理解肿瘤样病变和腺瘤/腺癌的构成要素非常重要。

十二指肠根据其走行被分为球部、降部、水平部和升部，但从发生学的角度来看，以乳头部附近为交界，可分为源自前肠的十二指肠近端（乳头区的口侧）和源自中肠的十二指肠远端（乳头区的肛侧）（**表1**）。十二指肠在解剖学上被划分为小肠的一部分，黏膜表层与空肠、回肠一样被小肠型的绒毛或隐窝上皮所覆盖，而与空肠、回肠的不同点在于十二指肠的固有腺——布氏（Brunner）腺的存在。Brunner腺在十二指肠近端主要密集存在于黏膜下层，而在十二指肠远端则呈散在分布（**表1**）。

表1　十二指肠非乳头区的组织结构

	十二指肠近端	十二指肠远端
范围	靠近乳头区口侧	靠近乳头区肛侧
胚胎学起源	起源于前肠	起源于中肠
上皮、黏膜固有层	小肠型上皮、黏膜	
黏膜下层	Brunner腺密集存在	散在有Brunner腺

表2 胃型表型表达的标志物和呈阳性的细胞

抗体	呈阳性的细胞
MUC5AC	胃小凹上皮细胞
MUC6	幽门腺细胞
	腺颈部黏液细胞（副细胞）
	Brunner腺细胞

表3 十二指肠非乳头区肿瘤样病变和上皮性肿瘤的分类

肿瘤样病变	上皮性肿瘤
胃小凹上皮化生	腺瘤/腺癌
胃小凹上皮型增生性息肉	肠型
Brunner腺增生	胃型
异位胃黏膜	胃肠混合型
Peutz-Jeghers息肉	神经内分泌肿瘤
异位胰腺	神经内分泌瘤（neuroendocrine tumor, NET）
	神经内分泌癌（neuroendocrine carcinoma, NEC）

另外，在空肠、回肠不存在 Brunner 腺。

　　Brunner 腺在功能上是分泌碱性黏液，参与中和十二指肠腔内的胃酸，但在组织学上酷似胃幽门腺和颈部黏液腺，从黏液表型的角度来看也被分为胃型（MUC6 阳性）（**表2**）。如上所述，十二指肠近端的黏膜表层被小肠型上皮所覆盖，但因为也可以说是胃的一部分的 Brunner 腺主要密集存在于黏膜下层，所以也被表述为"覆盖着小肠皮的胃"的状态。据报道，Brunner 腺的分布与后述的胃型腺瘤 / 腺癌的分布大致相关。

　　Brunner 腺虽然大部分存在于黏膜下层，但也有一部分存在于黏膜固有层。Brunner 腺通常开口于隐窝内，但在糜烂、溃疡等修复过程中，会直接开口于管腔内，向表层方向分化为胃小凹上皮（胃小凹上皮化生），用胃小凹上皮取代或覆盖十二指肠表层。这种胃小凹上皮化生为 MUC5AC 阳性（**表2**）。另外，近年来有报道指出，从十二指肠黏膜深部，在 Brunner 腺内也可观察到胃底腺型细胞、十二指肠黏膜，特别是 Brunner 腺具有分化为胃底腺细胞的性质。

　　十二指肠非乳头区肿瘤样病变的分类如**表3**所示。如前所述，由于胃小凹上皮化生来源于 Brunner 腺，因此其分布与 Brunner 腺的分布相关。胃小凹上皮化生呈从平坦到略隆起的形态，但当呈乳头状 / 绒毛状增殖并呈息肉状时，则被称为胃小凹上皮型增生性息肉。

　　Brunner 腺增生是由于 Brunner 腺本身主要存在于黏膜下层，呈平缓增高的黏膜下肿瘤（submucosal tumor, SMT）样隆起的形态，随着增大而合并糜烂的结果，病变的表面被胃小凹上皮化生所覆盖。也就是说，Brunner 腺增生呈现出两层结构：以黏膜下层为主体的 MUC6 阳性的 Brunner 腺增生和在其表层可观察到的 MUC5AC 阳性的胃小凹上皮化生。

　　异位胃黏膜呈多发性或孤立性隆起的形态，由胃底腺黏膜构成，表层被胃小凹上皮所覆盖。另外，根据有无胃底腺细胞可以与胃小凹上皮化生相鉴别。异位胃黏膜一直被认为是先天性的异位性组织，但是近年来也有人指出其可能是从胃小凹上皮化生开始的连续的一系列化生性变化的一种类型。

　　这样，在肿瘤样病变中，胃小凹上皮化生、胃小凹上皮型增生性息肉、Brunner 腺增生和异位胃黏膜的表面在组织病理学上被胃小凹上皮所覆盖。十二指肠黏膜的表层虽然被小肠型绒毛上皮所覆盖，但特别是在十二指肠近端的黏膜表层，这些异位性胃型上皮（胃小凹上皮或胃小凹上皮化生）呈岛状或面状存在。肿瘤会模仿其起源组织的形态和功能。除了胃型表型的 Brunner 腺外，还存在伴有异位性胃型上皮的肿瘤样病变，这在考虑上皮性肿瘤、胃型腺瘤 / 腺癌的起源组织上非常重要。

　　近年来有文献报道指出，在胃小凹上皮化生病变中，在无炎性背景、增生性变化明显的病变和异位胃黏膜中可高概率观察到 *GNAS*

和 *KRAS* 突变，提示它们是可见有特征性相同突变的胃型表型腺癌的前体病变。另外，近年来还散见源于 Brunner 腺的腺癌的报道。提示过去被认为是在十二指肠常见的良性病变的肿瘤样病变的至少一部分有可能发展为胃型表型的腺癌，并且常常遇到在胃型表型的腺瘤／腺癌的周围伴有 Brunner 腺增生、胃小凹上皮化生和异位胃黏膜的情况。像这样，虽然十二指肠是小肠的一部分，被小肠型上皮所覆盖，但一直到球部～乳头部附近都存在源于 Brunner 腺和异位胃黏膜的胃型上皮。因此，在上消化道内镜检查（esophagogastroduodenoscopy，EGD）中观察十二指肠近端时，有必要事先考虑到存在胃型表型的腺瘤／腺癌的可能性。

近年来有文献指出，在日本有幽门螺杆菌（*Helicobacter pylori*）感染率降低和胃酸分泌亢进的趋势，负责中和十二指肠腔内胃酸的 Brunner 腺的再生或增生也有可能影响肿瘤样病变的发生。在内镜检查中，应该着眼于胃小凹上皮化生或伴有胃小凹上皮的隆起，发现这些肿瘤样病变，作为可能癌变的病变加以辨识。期待着对肿瘤样病变、胃型腺瘤／腺癌的进一步研究。

肠型腺瘤/腺癌和胃型腺瘤/腺癌：基于黏液表型的组织学分类

近年来人们认识到，在一直被认为是以肠型表型为主体的十二指肠腺瘤中也存在不少呈胃型表型的病变。另外，人们也注意到在十二指肠腺癌中也有以肠型表型为主体的病变和以胃型表型为主体的病变，提示以胃型表型为主体的腺癌可能具有更高的恶性度，基于表型进行分类的重要性正在逐步被阐明。

肠型的腺癌以小肠型上皮为背景，以肠型腺瘤为癌前病变而发病，即以腺瘤－腺癌序列征（adenoma-carcinoma sequence）为致癌途径。另一方面，胃型的腺癌来源于异位性胃型上皮，在背景上可以观察到胃小凹上皮化生、异位胃黏膜和 Brunner 腺增生，并且还见有并存

胃型腺瘤成分的病例。也就是说，在胃型腺癌也存在腺瘤－腺癌序列征（adenoma-carcinoma sequence），提示异位性胃型上皮（肿瘤样病变）－胃型腺瘤－腺癌这一多阶段致癌途径的存在。由于这样的起源／致癌途径的不同，肠型腺瘤／腺癌几乎均一地分布于整个十二指肠，而在胃型腺瘤／腺癌的大部分病例中则是位于 Brunner 腺密集存在、好发伴有异位性胃型上皮的肿瘤样病变的十二指肠近端。

目前，尚未制定出十二指肠的癌处置规则，非浸润性上皮性肿瘤的腺瘤和黏膜内癌的划分尚不明确。很多病理医生根据大肠的标准来诊断肠型表型的腺瘤／腺癌，根据胃的标准来诊断胃型表型的腺瘤／腺癌。

当以此为依据时，肠型腺瘤／腺癌以大肠为基准被分为低度异型腺瘤、高度异型腺瘤和黏膜内癌 3 种，而胃型腺瘤／腺癌以胃为基准被分为腺瘤和黏膜内癌 2 种。胃型腺瘤根据 MUC6 和 MUC5AC 哪种标志物更明显和从黏液表型的角度被分为幽门腺型（pyloric gland type）和小凹型（foveolar type），只有前者的被分类为腺瘤（幽门腺腺瘤），有后者的被分类为癌（小凹上皮型腺癌）。另外，表现出向胃底腺分化的肿瘤和胃一样被分类为癌（胃底腺型腺癌）。但是，由于在十二指肠非乳头区的胃型腺瘤／腺癌中也存在轻度异型而不能明确判定为癌的病变，有人提出，可将其称为具有不确定恶性潜能的肿瘤（neoplasms of uncertain malignant potential，NUMP）。以前虽然有只将被称为 Brunner 腺瘤（真正的 Brunner 腺瘤）的幽门腺型（pyloric gland type）作为腺瘤（幽门腺瘤：WHO 分类 2019），而将其他部位的病变分类为癌的想法，但关于十二指肠非乳头区的胃型腺瘤／腺癌中的腺瘤和黏膜内癌的划分是否和胃一样恰当呢？因为尚不能否定十二指肠肿瘤存在特殊性，因此有讨论的余地。期待今后通过病例的进一步积累和分析，确立明确的诊断标准和组织学分类。

肠型腺瘤/腺癌和胃型腺瘤/腺癌：临床病理学特征及临床应对

根据着眼于黏液表型差异的临床研究，肠型表型的腺瘤/腺癌和胃型表型的腺瘤/腺癌各自的临床特征正在逐渐被阐明。

关于肠型病变和胃型病变的比例，通过来自日本的100个病变以上的多数病例的研究来看，Mitsuishi等报道，内镜切除或外科切除的十二指肠腺瘤或黏膜内癌110个病变被分为肠型优势98个病变（89.1%）和胃型优势12个病变（10.9%）。Toba等报道，研究了内镜切除的表层性十二指肠非乳头区上皮性肿瘤（腺瘤/腺癌）138个病变的黏液表型，分类为肠型64个病变（46.4%）、胃肠混合型69个病变（50.0%）和胃型5个病变（3.6%），胃肠混合型与肠型的临床特征类似。另外，Yoshida等将内镜切除或外科切除的十二指肠腺瘤或腺癌125个病变分为肠型优势97个病变（77.6%）和胃型优势28个病变（22.4%）。如上所述，十二指肠腺瘤/腺癌多为肠型，胃型的比例较低（3.6% ~ 22%）。

当根据文献报道总结两者的特征时，肠型腺瘤/腺癌由于以小肠型上皮为背景，几乎均一地分布于整个十二指肠；从形态上看，多为平坦型，并高概率伴有白色化。在通过内镜进行的诊断中，着眼于白色化有助于诊断。

另一方面，胃型腺瘤/腺癌由于来源于异位性胃型上皮，与Brunner腺的分布相关，好发于乳头近口侧的十二指肠近端，多为Is样或SMT样的较高的病变；与肠型肿瘤不同，伴有白色化的概率较低，但在病理组织学上在其表层多可以观察到显示向胃小凹上皮分化的细胞具有区域性。因此，与伴有异位性胃型上皮的肿瘤样病变之间的内镜下鉴别是一个问题。

关于内镜表现，近年来Akazawa等报道，将内镜切除的十二指肠腺瘤/腺癌54个病变分类为肠型43个病变和胃型11个病变，施行窄带成像（narrow band imaging，NBI）放大观察

的结果为：在肠型病变中高概率见有白色不透光物质（white opaque substance，WOS）和亮蓝嵴（light blue crest，LBC）；在胃型病变中高概率见有密集结构（dense pattern）等。这提示NBI放大观察可能有助于两者的鉴别。

另外，Yoshida等指出，肠型病变随着病变径的增大，患癌率增高，癌长径31 mm以上的病变比例较大；而胃型病变的大小和患癌率不相关，长径在10 mm以下的癌也有不少。

综上所述，肠型病变和胃型病变的临床病理学特征及其不同点正在逐渐被阐明，笔者认为在此基础上如何构建针对两者的诊断和治疗策略将是今后的研究课题。

到目前为止，由于肠型肿瘤多为平坦的病变，因为担心施行活检所导致的对纤维化的影响，避免轻易地施行活检，根据不同情况将施行内镜切除作为诊断性治疗的治疗策略正逐渐被接受。另一方面，与从小病变阶段就开始伴有白色化而易于被发现的肠型病变不同，胃型腺瘤/腺癌的初期病变不明显，不容易与肿瘤样病变相鉴别；由于很多是高度较高、隆起明显的病变，因此认为活检所致的纤维化的影响较小，通过施行所需的最低限度的活检进行组织病理学评估可能有助于诊断。

近年来，有高水平医疗机构积极地施行针对十二指肠腺瘤/腺癌的内镜切除术、十二指肠腹腔镜和内镜联合手术（duodenal laparoscopy and endoscopy cooperative surgery，D-LECS）等微创治疗，并取得了良好的效果。希望今后能够通过病例的进一步积累，确立包括胃型腺瘤/腺癌在内的诊断标准，构建起诊疗策略，明确如何发现病变、是进行随访观察好还是在哪个阶段应考虑内镜切除等问题。

结语

本文从基于十二指肠腺瘤/腺癌的黏液表型的差异进行诊断的角度出发，阐述了最近的发展趋势。非十二指肠腺瘤/腺癌的大部分为肠型表型，而胃型表型肿瘤的比例较低，但提

示胃型肿瘤的恶性程度可能更高。今后，希望能够通过进一步的病例积累，确立包括胃型腺瘤／腺癌在内的诊断标准，并构建起诊疗策略。

另外，笔者正在撰写本文的过程中传来了一个令人振奋的新闻：以日本消化内镜学会的附属研究会"关于十二指肠肿瘤的诊断及微创治疗的研究会（代表负责人：矢作直久医生）"为基础的研究小组的论文被 *Endoscopy* 杂志接收了。这是日本学者发表的杰出的学术成果，笔者认为该论文是该领域的里程碑式的论文。该论文（《十二指肠肿瘤的内镜切除效果——日本国内18所医院3107个病例的回顾性研究》）已收录于本书中，希望大家仔细阅读。

包括该论文在内，本书收录了多篇关于十二指肠非乳头区腺瘤／腺癌的病理诊断、内镜诊断和治疗的最新研究论文，整理了关于该肿瘤诊疗的研究课题，希望对今后的临床和研究有所帮助。

参考文献

[1]九嶋亮治. 十二指腸非乳頭部における腫瘍様病変と腫瘍の組織発生. 日消誌 115: 160–167, 2018.

[2]服部行紀, 松原亜季子, 関根茂樹, 他. 十二指腸の腫瘍・腫瘍様病変の病理診断—腫瘍様上皮性病変とそれら由来の腫瘍の病理学的特徴. 胃と腸 46: 1596–1603, 2011.

[3]Kushima R, Manabe R, Hattori T, et al. Histogenesis of gastric foveolar metaplasia following duodenal ulcer: a definite reparative lineage of Brunner's gland. Histopathology 35: 38–43, 1999.

[4]Hashimoto T, Sekine S, Matsubara A, et al. Frequent presence of gastric–type epithelial cells in the duodenal bulb: an immunohistochemical study. Pathol Int 64: 631–633, 2014.

[5]Akaki M, Taniguchi S, Hatakeyama K, et al. Duodenal mucosal damage is associated with proliferative activity of Brunner's gland hamartoma: a case report. BMC Gastroenterol 14: 14, 2014.

[6]平田敬, 蔵原晃一, 大城由美, 他. 十二指腸非乳頭部隆起性病変—腫瘍様病変. 胃と腸 53: 1596–1606, 2018.

[7]Genta RM, Kinsey RS, Singhal A, et al. Gastric foveolar metaplasia and gastric heterotopia in the duodenum: no evidence of an etiologic role for *Helicobacter pylori*. Hum Pathol 41: 1593–1600, 2010.

[8]Matsubara A, Ogawa R, Suzuki H, et al. Activating GNAS and *KRAS* mutations in gastric foveolar metaplasia, gastric heterotopia, and adenocarcinoma of the duodenum. Br J Cancer 112: 1398–1404, 2015.

[9]原田英, 蔵原晃一, 大城由美, 他. NBI併用拡大観察が有用であったBrunner腺由来の十二指腸癌の1例. 胃と腸 51: 1617–1625, 2016.

[10]Ushiku T, Arnason T, Fukayama M, et al. Extra-ampullary duodenal adenocarcinoma. Am J Surg Pathol 38: 1484–1493, 2014.

[11]Yoshida M, Shimoda T, Abe M, et al. Clinicopathological characteristics of non-ampullary duodenal tumors and their phenotypic classification. Pathol Int 69: 398–406, 2019.

[12]Minatsuki C, Yamamichi N, Inada K, et al. Expression of gastric markers is associated with malignant potential of nonampullary duodenal adenocarcinoma. Dig Dis Sci 63: 2617–2625, 2018.

[13]Hida R, Yamamoto H, Hirahashi M, et al. Duodenal Neoplasms of gastric phenotype: an immunohistochemical and genetic study with a practical approach to the classification. Am J Surg Pathol 41: 343–353, 2017.

[14]牛久哲男, 加藤萌, 山澤翔, 他. 十二指腸非乳頭部癌の病理組織学的特徴と悪性度評価. 胃と腸 54: 1095–1101, 2019.

[15]松本主之, 小山恒男, 八尾隆史, 他. 十二指腸腺腫・癌の病理診断基準を検討する. 胃と腸 54: 1141–1168, 2019.

[16]八尾隆史, 津山翔, 赤澤陽一, 他. 十二指腸腺腫と癌の病理組織学的診断基準（案）. 胃と腸 54: 1088–1094, 2019.

[17]Mitsuishi T, Hamatani S, Hirooka S, et al. Clinicopathological characteristics of duodenal epithelial neoplasms: Focus on tumors with a gastric mucin phenotype（pyloric gland-type tumors）. PLoS One 12: e0174985, 2017.

[18]Toba T, Inoshita N, Kaise M, et al. Clinicopathological features of superficial non-ampurally duodenal epithelial tumor; gastric phenotype of histology correlates to higher malignant potency. J Gastroenterol 53: 64–70, 2018.

[19]平田敬, 蔵原晃一, 大城由美, 他. 十二指腸非乳頭部上皮性腫瘍と腫瘍様病変の内視鏡所見—内視鏡的鑑別診断を含めて. 胃と腸 54: 1103–1120, 2019.

[20]Yoshimura N, Goda K, Tajiri H, et al. Endoscopic features of nonampullary duodenal tumors with narrow-band imaging. Hepatogastroenterology 57: 462–467, 2010.

[21]稲土修嗣, 藤浪斗, 前田宜延. 十二指腸上皮性腫瘍の内視鏡的鑑別診断. 胃と腸 51: 1543–1553, 2016.

[22]Akazawa Y, Ueyama H, Tsuyama S, et al. Endoscopic and clinicopathological features of superficial non-ampullary duodenal tumor based on the mucin phenotypes. Digestion 102: 663–670, 2021.

[23]Goda K, Kikuchi D, Yamamoto Y, et al. Endoscopic diagnosis of superficial non-ampullary duodenal epithelial tumors in Japan: multicenter case series. Dig Endosc 26: 23–29, 2014.

[24]辻重継, 中西宏佳, 津山翔, 他. 十二指腸腺腫と癌のNBI拡大内視鏡観察による鑑別診断. 胃と腸 54: 1121–1130, 2019.

[25]Kato M, Takeuchi Y, Hoteya S, et al. Outcomes of endoscopic resection for superficial duodenal tumors: 10 years' experience in 18 Japanese high volume centers. Endoscopy 2021［Epub ahead of print］.

Brunner 腺在十二指肠肿瘤样病变和肿瘤发生中的作用

九嶋 亮治[1]

摘要●为了正确诊断十二指肠的上皮性肿瘤，了解十二指肠的特征性组织学结构，从组织发生的角度理解肿瘤样病变、良性肿瘤以及恶性肿瘤的形成是很重要的。十二指肠的表面覆盖着与空肠、回肠相连的小肠型黏膜，但是到乳头区附近在黏膜下组织中存在Brunner腺。Brunner腺的一部分也见于黏膜内，开孔于小肠型隐窝底部。Brunner腺虽然是与胃的黏液腺具有相同性质的稳定的细胞，但其本身具有再生能力，因糜烂或溃疡而向胃小凹上皮分化。另外，在十二指肠黏膜和Brunner腺内也常常可以观察到胃底腺型细胞（壁细胞为主细胞）。因此，在来源于十二指肠上皮的肿瘤样病变和肿瘤中有呈小肠型表型、胃型/Brunner腺表型或它们的混合型表型的病变。本文聚焦于Brunner腺，讨论十二指肠肿瘤的组织发生。

关键词 十二指肠 Brunner 腺 肿瘤样病变 肿瘤 肠型和胃型

[1] 滋賀医科大学医学部病理学講座（附属病院病理診断科）
〒 520-2192 大津市瀬田月輪町 E-mail : kushima@belle.shiga-med.ac.jp

前言

十二指肠隐藏于胃的阴影中，关于十二指肠病变的详细情况即使在成书中也记载得很少，但遇到十二指肠原发的上皮性肿瘤样病变和肿瘤（腺瘤/腺癌）的机会在增加。虽然十二指肠被划分为小肠的一部分，但也常常遇到表现出胃型细胞分化的肿瘤样病变和肿瘤。

在本书的八尾医生的论文中阐述了将十二指肠非乳头区的腺瘤/腺癌分类为肠型和胃型研究的重要性，而本文的目的是让大家加深对其的理解。也就是说，回到肿瘤模仿其发生起源组织的形态和功能这一组织发生论的基本概念上，聚焦于能成为十二指肠腺瘤/腺癌发生起源组织的十二指肠正常黏膜的特征性组织结构，尤其是聚焦于 Brunner 腺，概述肿瘤样病变和肿瘤性病变的发生。

在十二指肠有Brunner腺

十二指肠（球部）的正常结构如**图 1a** 所示，从表层开始整齐地排列着小肠绒毛、小肠隐窝、黏膜内 Brunner 腺、黏膜肌层和黏膜下 Brunner 腺。

1. 十二指肠是小肠的一部分

从十二指肠直到回肠的小肠壁由黏膜（上皮、固有层、黏膜肌层）、黏膜下层、固有肌

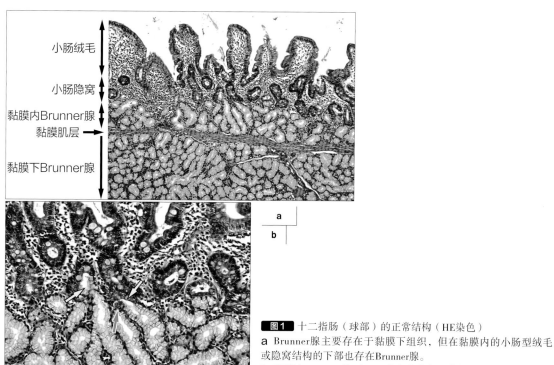

小肠绒毛

小肠隐窝

黏膜内Brunner腺

黏膜肌层

黏膜下Brunner腺

a

b

图1 十二指肠（球部）的正常结构（HE染色）

a Brunner腺主要存在于黏膜下组织，但在黏膜内的小肠型绒毛或隐窝结构的下部也存在Brunner腺。

b 黏膜内Brunner腺开口于隐窝的底部（黄色箭头所指）。也可以观察到具有红色颗粒的Paneth细胞（绿色箭头所指）。

层和浆膜（或外膜）构成。在组织学上，覆盖小肠黏膜的黏膜上皮被区分为绒毛和隐窝。在隐窝中有增殖细胞带，在其上下方向产生细胞。在增殖细胞带分裂增殖的细胞约经过2天到达绒毛的顶端，脱落到小肠内腔中。在上皮中吸收上皮细胞最多，但也混杂有分泌黏液的杯状细胞；在隐窝的底部，有Paneth细胞。这样的小肠上皮是肠型腺瘤／腺癌的发生起源组织。内分泌细胞虽然多存在于隐窝中，但也散见于绒毛上，与神经内分泌肿瘤的发生有关。另外，在十二指肠乳头区和副乳头区除了小肠型上皮和下述的Brunner腺外，还有从总胆管伸出的胆道系上皮开孔，因此可发生呈胆道系上皮表型的肿瘤和肿瘤样病变。

2. Brunner腺位于黏膜下和黏膜内

在十二指肠有丰富的被称为Brunner腺的黏液腺，这是它与其他小肠不同的最大特征。Brunner腺在球部最多，一直到降部的Vater乳头周围［在前肠（foregut）的范围内］都有存在。

Brunner腺主要存在于黏膜下组织内［黏膜下Brunner腺（submucosal Brunner's glands）］，在黏膜固有层内深部也存在少数［黏膜内Brunner腺（intramucosal Brunner's glands）］，开口于小肠型上皮的隐窝底部（**图1b**）。因此，在Brunner腺内发生病变的情况下，可以想象"根据初发部位是黏膜下Brunner腺还是黏膜内Brunner腺的不同，其情况也会有所不同"。

构成Brunner腺的细胞是在组织学或免疫组织化学上与胃腺（颈部黏液腺、贲门腺、幽门腺）的细胞难以区别的黏液细胞（MUC6阳性），它的存在使得十二指肠的肿瘤和肿瘤样病变的组织发生变得复杂。可以把十二指肠球部到降部的十二指肠看作"覆盖着小肠皮的胃"。

3. Brunner腺不只是黏液细胞

在Brunner腺内有时可以看到谈不上是异位胃黏膜程度的胃的壁细胞和主细胞（**图2**），也可以看到带有红色颗粒的Paneth细胞（**图1b**）。另外，与胃的幽门腺一样，在Brunner

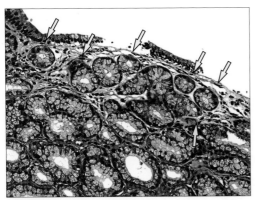

图2 HE染色像。当仔细观察Brunner腺时，有时可以发现不能说是异位胃黏膜程度的胃底腺细胞（壁细胞和主细胞）（黄色箭头所指）

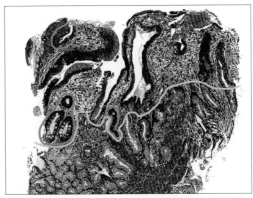

图3 取材自十二指肠消化性溃疡的活检组织的HE染色像（黄色箭头所指处为黏膜肌层断裂部）。在黄线以下可以看到Brunner腺。从黄线往上看时，绿线内为残存的小肠型上皮，其余的覆盖上皮为胃小凹上皮型的细胞

腺内也存在有产生胃泌素（gastrin）和生长抑素（somotostatin）的内分泌细胞，所以其可以成为黏膜深部～黏膜下组织的神经内分泌肿瘤的发生起源组织。

4. 平时的Brunner腺和非常时期的Brunner腺

与日夜进行细胞更新的小肠型上皮不同，一般认为Brunner腺的细胞是稳定的细胞，Brunner腺可以分泌中和强酸性胃内容物的黏液。但是，对Brunner腺来说，在非常时期，即发生了达到黏膜内Brunner腺的糜烂和黏膜下Brunner腺的溃疡时，Brunner腺不仅发挥自我再生能力（在Brunner腺内散在有Ki-67阳性细胞），而且在溃疡面上有Ki-67阳性细胞集合成簇（"neo-G zone"的形成），MUC5AC阳性的胃小凹上皮型细胞从那里向上方（朝向内腔）分化。也就是说，如果事先知道"Brunner腺潜在性地具有朝向十二指肠的内腔向胃小凹上皮分化的性质"，就容易理解很多事情（**图3**、**图4**）。

肿瘤性病变和肿瘤样病变

肿瘤（neoplasia/neoplasm）是新生物的同义词，是因基因突变而发生了表型转换的细胞克隆性增殖的组织。肿瘤在组织学上是多多少少显示异型性的细胞/组织呈区域性增殖，但也有看不出来异型性的病变。另一方面，所谓的肿瘤样病变（tumor-like lesion）是指不能称为新生物的细胞/组织局部增生的病变，也有时形成肿瘤，一般认为有先天性和后天性之分。

被认为是先天性肿瘤样病变的错构瘤（hamartoma）原本被定义为胎生期组织成分组合的错构瘤，而分离瘤（choristoma）则是胎生期组织的一部分异位性误入的病变。以肠道来说，血管瘤和淋巴瘤相当于错构瘤，异位胰腺相当于分离瘤。但是，在现代的病理学中偏离了原来的定义，一般允许将"在某个器官固有的成熟细胞在器官内过度增殖的组织"作为错构瘤的定义，在肠道中也有作为错构瘤性息肉被类型化的病变。在被称为错构瘤的病变中也证明了体细胞突变所致的克隆性，也有提示肿瘤性性质的病变，不限于是先天性的病变。另外，由于后天性的组织损伤而产生的炎症、再生、增生和化生也会形成肿瘤样病变。

肿瘤样病变的组织发生和Brunner腺

作为肠型的肿瘤样病变，在十二指肠可发生Peutz-Jeghers息肉，在其深部多可见Brunner腺，但该病极为罕见。另一方面，常常可以遇到胃型的肿瘤样病变（胃小凹上皮化生、胃小凹上皮型增生和异位胃黏膜），Brunner腺

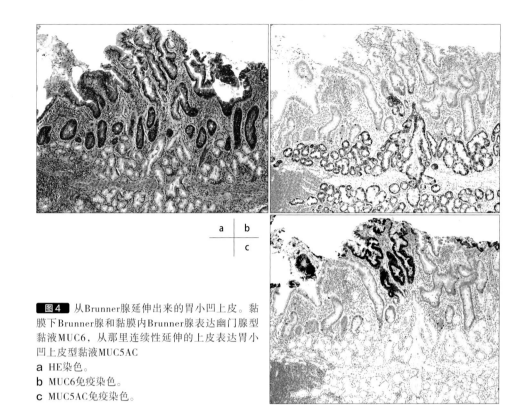

图4 从Brunner腺延伸出来的胃小凹上皮。黏膜下Brunner腺和黏膜内Brunner腺表达幽门腺型黏液MUC6，从那里连续性延伸的上皮表达胃小凹上皮型黏液MUC5AC
a HE染色。
b MUC6免疫染色。
c MUC5AC免疫染色。

也多与其发生有关。

1. 胃小凹上皮化生

一般认为胃小凹上皮化生是在强酸性状态下为了防御十二指肠黏膜损伤而出现的。虽然有时看起来胃小凹上皮像是小肠上皮绒毛状突然出现一样，但大多接近露出于黏膜固有层的 Brunner 腺，如果深切的话，可以确认连续性（**图5**）。过去有一种令人难以理解的观点认为，胃小凹上皮化生是 Brunner 腺的导管重建（restitution）。如前所述，笔者等阐述了在 Brunner 腺的糜烂或溃疡后出现胃小凹上皮型细胞，但胃小凹上皮化生多与 Brunner 腺的再生或增生有关。

2. 胃小凹上皮型增生/增生性息肉

在十二指肠出现的胃小凹上皮有时呈乳头状/绒毛状增殖，形成有区域性的隆起性病变。在这种情况下，与其说是胃小凹上皮化生，不如说是胃小凹上皮型增生；若是可以称为息肉样的病变的话，也可以称为增生性息肉（胃小凹上皮型）（**图6**）。

3. Brunner腺增生和Brunner腺错构瘤

如前所述，非常时期的 Brunner 腺具有自我增殖的能力，在十二指肠溃疡的周围因其增生性变化而肠壁增厚。作为黏膜下肿瘤（submucosal tumor，SMT）样的单发性或多发性的隆起性病变，有区域性的 Brunner 腺增生（Brunner's glands hyperplasia）好发于十二指肠球部。

偶尔也会遇到巨大的嵌顿在幽门环上的病变，在这样的病变中存在内部可观察到导管结构的大结节，像是被纤维束或肌束隔开一样，有时也被区别称为Brunner腺错构瘤（Brunner's glands hamartoma）。

无论哪种病变，既有表面被小肠型上皮所覆盖的情况，也有很多可以观察到像是从增生性（或错构瘤性）的 Brunner 腺伸长出来的胃小凹上皮型细胞（胃小凹上皮化生~胃小凹上皮增生）的情况（**图7**）。

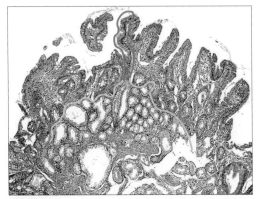

图5 在十二指肠活检中发现的胃小凹上皮化生的HE染色像。当仔细观察胃小凹上皮化生（绿线包绕处）时，发现多与Brunner腺（黄线包绕处）相连续

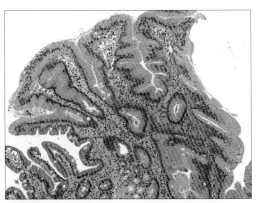

图6 胃小凹上皮型增生性息肉的HE染色像。可以看到胃小凹上皮型细胞的增生和过度成熟就像是取代了十二指肠的绒毛上皮一样

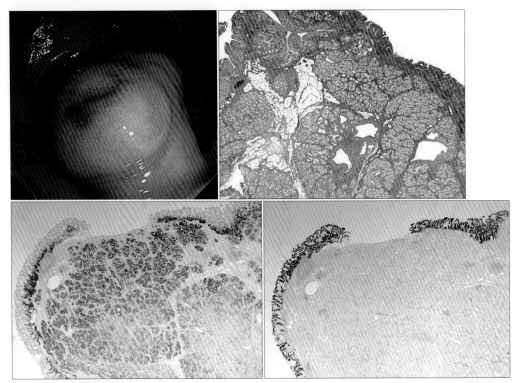

a	b
c	d

图7 也被称为Brunner腺错构瘤的病变
a 常规内镜像。
b 组织放大像（HE染色）。在内部由具有导管结构样的Brunner腺构成的结节增生。
c、d 错构瘤性（增生性）的Brunner腺为MUC6阳性（c），但MUC5AC为阴性（d）。在表面产生MUC5AC阳性（d）的胃小凹上皮型细胞。
（济生会松阪综合医院的河俣浩之医生提供的病例）

4. 十二指肠黏膜潜在性具有分化为胃底腺细胞的性质

在十二指肠可以观察到由胃小凹上皮和胃底腺细胞（颈部黏液细胞、主细胞、壁细胞）构成的纯粹的胃底腺黏膜，被称为异位胃黏膜［heterotopic gastric mucosa（gastric heterotopia）］。其和Brunner腺增生一样，作为单发性或多发性的隆起性病变好发于球部，被认为是先天性的、错构瘤性的病变。但是，有时在十二指肠黏膜深部～黏膜下层的Brunner腺内可以观察到极少的类似壁细胞和主细胞的细胞，但还没有达到可以说是异位胃黏膜的程度（**图2**）。十二指肠黏膜中的胃底腺型细胞是先天性的、错构瘤性的细胞还是后天性的、化生性的细胞目前还无法得出结论，但不管怎么说，"十二指肠黏膜潜在性具有分化为胃底腺细胞的性质"。

肿瘤性病变的组织发生和Brunner腺

当把肿瘤性病变放在正常十二指肠黏膜和肿瘤样病变的延长线上考虑时就比较容易理解了，即基本上是分类为与覆盖表层的小肠型上皮有关的肠型（小肠型）肿瘤和胃型（Brunner腺型）肿瘤。在WHO分类（2019年）中设置了非壶腹部腺瘤（non-ampullary adenoma）这一项，介绍肠内型腺瘤（intestinal-type adenoma）和幽门腺腺瘤（pyloric gland adenoma）。因为详细的良恶性诊断标准已在本书的八尾医生的论文中进行了介绍，本文将就组织发生和分化进行简单介绍。

呈胃型/Brunner腺型表型的非浸润性肿瘤

在十二指肠有Brunner腺的区域，Brunner腺本身与胃腺极为相似，如前所述，因为常常出现胃型细胞（小凹上皮型细胞和胃底腺型细胞），因此也常好发呈胃型表型的肿瘤。虽然可以像后述那样进行分类，但是在定型的肿瘤以外而难以诊断的情况下，最好是不要轻易确定为○○型，而以诊断为"胃型肿瘤"并记述病变的表现比较合适。

1）幽门腺腺瘤（pyloric gland adenoma）

在十二指肠非乳头区也会发生与胃幽门腺腺瘤一样的肿瘤（**图8a、b**）。虽然Brunner腺有可能与其发生有关，但不推荐使用Brunner腺腺瘤（Brunner's gland adenoma）这一名称。有时在十二指肠幽门腺腺瘤内也发现有胃底腺

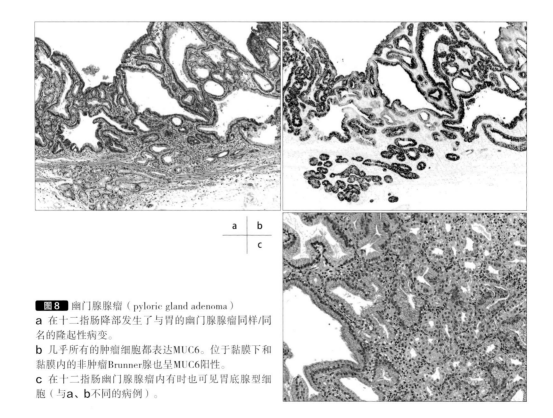

图8 幽门腺腺瘤（pyloric gland adenoma）
a 在十二指肠降部发生了与胃的幽门腺腺瘤同样/同名的隆起性病变。
b 几乎所有的肿瘤细胞都表达MUC6。位于黏膜下和黏膜内的非肿瘤Brunner腺也呈MUC6阳性。
c 在十二指肠幽门腺腺瘤内有时也可见胃底腺型细胞（与a、b不同的病例）。

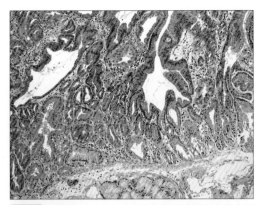

图9 胃底腺型NUMP。显示向胃底腺细胞和胃小凹上皮分化的低度异型的肿瘤。在黏膜内和黏膜下可以看到非肿瘤性的Brunner腺

型细胞（**图8c**）。

2）胃小凹上皮型腺瘤/小凹上皮型肿瘤（foveolar-type neoplasia）

前面已经介绍过在十二指肠黏膜会发生胃小凹上皮型化生和增生，但有时也可以看到区域性呈轻度肿瘤性核异型的胃小凹上皮型的增殖性病变。另外，即使是幽门腺腺瘤，也有在表层部小凹上皮型表层分化明显的情况。

3）胃底腺型肿瘤（fundic-gland type neoplasia）

在十二指肠可发生向胃底腺型细胞（主细胞、壁细胞、颈部黏液细胞）分化明显的胃型肿瘤（**图9**），有人提出了与胃原发的所谓的胃底腺型腺癌和胃底腺黏膜型腺癌类似的胃底腺型具有不确定恶性潜能的肿瘤（neoplasms of uncertain malignant potential，NUMP）这一名称。

发生于Brunner腺的腺瘤/腺癌的结构

笔者等曾从组织发生论的角度首次报道和分析了与Brunner腺增生相关而发生的胃型腺癌病例。在最近的早期胃癌研讨会等场合也常常报道有：作为十二指肠非乳头区的特征性病变"有开口部"；提示作为"在正常小肠上皮下呈SMT样发育"的病变：被争论是与Brunner腺有关的病例还是来自非Brunner腺的

病例（**图10**）。

在这样的病变内，除了正常Brunner腺（仅MUC6为阳性）区域和增生性Brunner腺（仅MUC6为阳性）区域外，还有很多混杂有小凹上皮型增生（仅MUC5AC为阳性）、小凹上皮型肿瘤（MUC5AC > MUC6）甚至幽门腺腺瘤（MUC5AC < MUC6）样病变的情况，并且还可以观察到可以说是癌的异型性的区域（MU5AC和MUC6呈不同程度的阳性）。

在肿瘤像取代黏膜内Brunner腺一样发生或进展的情况下，则病变可以作为黏膜内肿瘤（癌的情况下为黏膜内癌）被捕捉到。但是，在病变发生于黏膜下Brunner腺内，或者黏膜内病变进展，肿瘤取代黏膜下Brunner腺的情况下，多不会发生真正的浸润，但偶尔也会遇到真正浸润的病例（**图11**）。另外，也遇到过像是沿着Brunner腺的主体——黏膜下层爬行般弥漫地增殖，通过逆行浸润至黏膜内，在固有肌层深部引起深部浸润，像4型肿瘤样的胃型腺癌病例（**图12**）。

此外，还遇到过在Brunner腺增生的表层部发生肠型腺瘤（大概是偶发性）的病例（**图13**）。

这样的病变虽然是很难诊断的病变，但笔者认为若能如本文所述那样，事先了解平时（正常）的Brunner腺的存在方式（黏膜内或黏膜下）和非常时期（糜烂、溃疡和肿瘤样病变）的Brunner腺向各种胃型细胞的细胞分化能力，就能加深对病变的理解。

结语

肿瘤会模仿其发生起源组织的形态和功能。十二指肠是小肠的一部分，被与空肠和回肠一样的小肠型黏膜上皮所覆盖，但是一直到相当于前胃的乳头区附近，在黏膜内和黏膜下都有叫作Brunner腺的特殊的结构，并且常常出现胃型细胞。若是事先了解到这一点的话，就能理解十二指肠非乳头区上皮性肿瘤（特别是胃型肿瘤）的形成。如果大家能一并阅读本书中

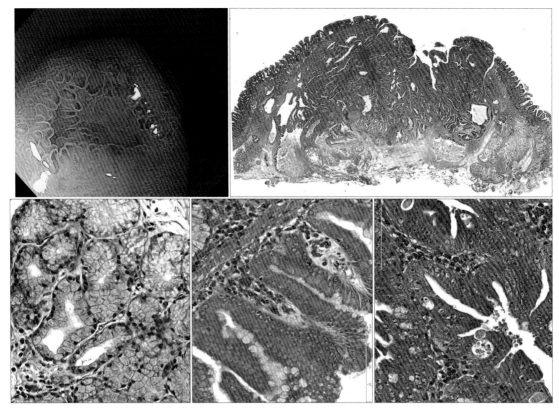

a	b
c	d	e

图10 1例源自Brunner腺的胃型/Brunner腺型癌

a 在顶部伴有凹陷（开口）的SMT样病变。

b 除了凹陷（开口）部以外都被小肠型上皮所覆盖。

c~e 在肿瘤内可以观察到正常/增生性的Brunner腺（**c**）、相当于幽门腺腺瘤的病变（**d**）和可以说是胃型腺癌的病变（**e**）。（转载自"原田英，他．NBI併用拡大観察が有用であったBrunner腺由来の十二指腸癌の1例．胃と腸 51：1617-1625, 2016"）

八尾医生的论文和关根医生的论文的话，我想会进一步加深对此的理解。

参考文献

[1]九嶋亮治．十二指腸における胃型細胞の出現様式．病理と臨 34：1006-1008, 2016.

[2]Kushima R, Manabe R, Hattori T, et al. Histogenesis of gastric foveolar metaplasia following duodenal ulcer: a definite reparative lineage of Brunner's gland. Histopathology 35: 38-43, 1999.

[3]Albrecht E: Über Hamartome. Verh Dtsch Ges Pathol 7: 153-157, 1904.

[4]高橋雅英（訳）．腫瘍．豊國伸哉，高橋雅英（監訳）．ロビンス基礎病理学，原書10版．丸善出版，pp205-208, 2018.

[5]Hanby AM, Poulsom R, Elia G, et al. The expression of the trefoil peptides pS2 and human spasmolytic polypeptide (hSP) in 'gastric metaplasia' of the proximal duodenum: implications for the nature of 'gastric metaplasia'. J Pathol 169: 355-360, 1993.

[6]Akaki M, Taniguchi S, Hatakeyama, K, et al. Duodenal mucosal damage is associated with proliferative activity of Brunner's gland hamartoma: a case report. BMC Gastroenterol 14: 14, 2014.

[7]Hashimoto T, Sekine S, Matsubara A, et al. Frequent presence of gastric-type epithelial cells in the duodenal bulb: an immunohistochemical study. Pathol Int 64: 631-633, 2014.

[8]WHO Classification Tumours Editorial Board (eds). WHO Classification of Tumours of the Digestive System, 5th ed, IARC press, Lyon, 2019.

[9]Hida R, Yamamoto H, Hirahashi M, et al. Duodenal neoplasms of gastric phenotype. An immunohistochemical and genetic study with a practical approach to the classification. Am J Surg Pathol 41: 343-353, 2017.

[10]Kushima R, Stolte M, Dirks K, et al. Gastric-type adenocarcinoma of the duodenal second portion histogenetically associated with hyperplasia and gastric-foveolar metaplasia of Brunner's glands. Virchows Arch 440: 655-659, 2002.

[11]原田英，蔵原晃一，大城由美，他．NBI併用拡大観察が有用であったBrunner腺由来の十二指腸癌の1例．胃と腸 51：1617-1625, 2016.

[12]Uchiyama T, Hatakeyama K, Nakagawa K, et al. Gastric-type adenocarcinoma of the duodenum arising from Brunner glands. Pathol Int 69: 177-179, 2019.

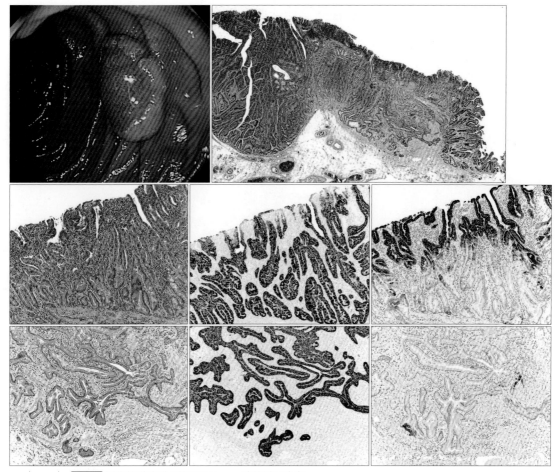

a	b	
c	d	e
f	g	h

图 11 浸润性增殖明显的源于Brunner腺的胃型腺癌

a 见有大面积凹陷面，相对于小肠型上皮呈SMT样的推挤性增殖。

b 在组织放大像中，图像的左侧对应对黏膜肌层呈推挤性增殖，而右侧显示浸润性增殖并伴有纤维化。

c~e 在管腔面上，几乎所有的肿瘤细胞都表达MUC6（**d**），而表层部的细胞还同时表达胃小凹上皮黏液MUC5AC（**e**）。

f~h 在黏膜下伴有纤维化的浸润部，几乎所有的肿瘤细胞都表达MUC6（**g**），并且一部分细胞还共表达MUC5AC（**h**）。

（2021年6月早期胃癌研讨会，岐阜县综合医疗中心病例）

Summary

Brunner's Glands: Involvement in the Pathogenesis of Tumor-like Lesions and Duodenal Tumors

Ryoji Kushima[1]

Understanding the characteristic histological architecture of the duodenum and the pathogenesis of tumor-like lesions, benign tumors, and malignant tumors from histopathogenetic viewpoints is important for the correct diagnosis of duodenal epithelial tumorigenesis. The surface of the duodenum is covered with small intestinal-type mucosa connected to the jejunum and ileum, and Brunner's glands are present in the submucosa to the ampullary region. Some Brunner's glands are seen in the mucosa and at the base opening of small intestine crypts. Brunner's glands consist of stable cells with properties similar to those of pyloric glands in the stomach. However, these cells can self-renew and potentially differentiate into gastric foveolar epithelium by erosion or ulceration. In addition, gastric fundic gland cells (parietal and chief cells) are often observed in the duodenal mucosa and Brunner's glands. Therefore, the origin of tumor-like lesions and duodenal epithelial tumors may show a small intestinal phenotype, gastric-Brunner's glands phenotype, or mixed phenotype. We herein discuss the involvement of Brunner's glands in the tumorigenesis of duodenal epithelial lesions.

[1]Department of Pathology, Shiga University of Medical Science, Otsu, Japan.

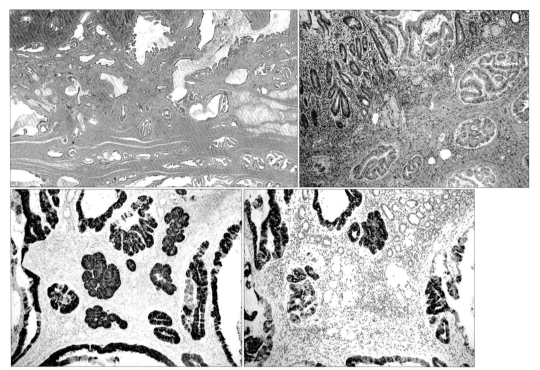

a	b
c	d

图12 被认为是源于Brunner腺的胃型腺癌

a 在黏膜下管状的腺癌伴有纤维化、弥漫性增殖，是呈4型形态的病例。

b a的放大像。

c、d 残存的正常Brunner腺为MUC6阳性（**c**）、MUC5AC阴性（**d**）。腺癌细胞共表达MUC6和MUC5AC（**c、d**）。

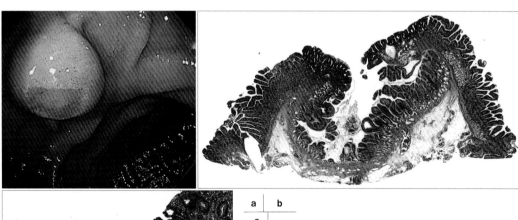

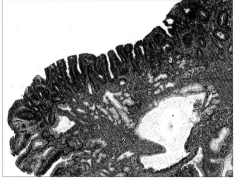

a	b
c	

图13 1例源于Brunner腺的肠型腺瘤

a 在顶部伴有凹陷（开口）的SMT样病变。

b 在凹陷部与Brunner腺相连续有增生性的胃型小凹上皮呈乳头状增生。

c 在黏膜面可看到肠型腺瘤。

（2021年6月临床消化系统疾病研讨会，岐阜县综合医疗中心病例）

十二指肠腺瘤 / 腺癌病理诊断的最前沿

八尾 隆史 [1]

芦泽 火轮 [2]

福村 由起

阿部 大树 [1,3]

池田 厚

津山 翔 [2,4]

赤泽 阳一 [3]

黑泽 太郎 [1,3]

冈野 庄 [1]

上山 浩也 [3]

摘要● 已经判明十二指肠非乳头区上皮性肿瘤（NADET）胃型和肠型的临床病理学特征、组织发生、恶性程度各不相同。NADET的组织型分类，对于癌是以与胃癌和大肠癌同样的组织型分类为基础，推荐在各分类中进一步结合细胞分化（肠型、胃型、胃肠混合型、无法分类型）进行亚分类。并且认为将作为其前体病变的腺瘤分为胃型、肠型、胃肠混合型、无法分类型，胃型再进一步亚分类为小凹上皮（优势）型、幽门腺（优势）型、胃底腺型、混合型比较妥当，这样更容易理解。今后的课题是通过进一步分析十二指肠肿瘤的临床病理学特征、自然史和基因异常等，明确十二指肠肿瘤的特殊性，确立更合适的诊断标准和组织学分类。

关键词　十二指肠　非乳头区　腺瘤　腺癌　组织学分类　表型表达

[1] 顺天堂大学大学院医学研究科人体病理病態学
　　〒113-8421 東京都文京区本郷 2 丁目 1-1　E-mail : tyao@juntendo.ac.jp
[2] 顺天堂大学医学部人体病理病態学
[3] 同　消化器内科学
[4] 石川県立中央病院病理診断科

前言

在本系列的《十二指肠腺瘤 / 腺癌的诊断》（2019 年）中介绍了十二指肠非乳头区上皮性肿瘤（non-ampullary duodenal epithelial tumor，NADET）的病理诊断标准（草案），并在有病例讨论的座谈会上获得了同意。在那之后经治了更多的 NADET 病例，也遇到了难以诊断和分类的病例，有了重新讨论诊断标准和分类的必要。另外，由于 NADET 的基因分析的进步，十二指肠非乳头区癌的组织发生的特殊性也在逐渐变得明确，但还有很多分析不充分之处。

在本文中，除了阐释以十二指肠非乳头区肿瘤中腺瘤和腺癌的细胞分化（表型表达）为主的诊断标准之外，也展示了呈复杂分化的肿瘤，并提到了今后肿瘤分类所存在的问题。

十二指肠上皮性肿瘤的组织病理学诊断标准和分类

在本系列中介绍的十二指肠腺瘤和腺癌的组织病理学诊断标准基本上是根据核的形态（纺锤形、类圆形）和核的极性（保持、丧失）的组合来判定的。在核为纺锤形的肿瘤中，保持极性的是腺瘤，丧失了极性的是癌；而在核为类圆形的肿瘤中，丧失了极性的是癌，保持极性的肿瘤中除了所谓的幽门腺腺瘤（pyloric gland adenoma）以外都是癌。但是，这个诊断标准只是指明了鉴别的基本方向，因为也存在各种各样的表现混杂在一起的病变和呈复杂的组织病理学表现的肿瘤，在一例一例的诊断中常常为判定而感到苦恼。对于这样的病例，通过确认细胞分化、增殖活性以及增殖细胞的分布，就可以进行更加客观的判定。今后有必要通过收集和分析更多的病例，确立更有意义的诊断标准和分类。

1. 十二指肠非乳头区腺瘤的分类

在十二指肠，作为肿瘤发生起源组织的黏膜除了肠型上皮（主要是小肠型）以外，还有胃型上皮（胃上皮化生、异位胃黏膜和Brunner腺），在肿瘤中也有呈肠型表型和胃型表型的病变。

关于十二指肠腺瘤的分类，也包括专业术语在内，因报道者的不同而有所不同。在田边等的报道中，大体分为肠型（intestinal type）、胃型（gastric-type）、Brunner腺型（Brunner's gland-type）和无法分类型（unclassified-type）。Mitsuishi等将其分类为肠型［intestinal-type，管状（tubular）和管状绒毛状（tubulovillous）］和胃型［gastric-type，小凹型（foveolar）和幽门腺型（pyloric gland）］。Hida等将十二指肠胃型肿瘤除了设定腺瘤［adenoma，小凹型（foveolar type）和幽门腺型（pyloric gland-type）］和腺癌（adenocarcinoma）外，还设定了具有不确定恶性潜能的肿瘤（neoplasia of uncertain malignant potential，NUMP）这一分类。NUMP虽然不能被判定为明确的癌，但却是相当于呈类似于胃底腺型腺癌的组织病理学表现的病变。

在最新的WHO分类中有肠型腺瘤和幽门腺腺瘤的记载，对于与胃的幽门腺腺瘤同样的肿瘤，推荐使用"幽门腺腺瘤"这一术语，而不使用Brunner腺腺瘤（Brunner's gland adenoma）。但是，也偶尔见有发生于黏膜下的Brunner腺内、不伴有向小凹上皮分化的肿瘤［MUC6（＋）/MUC5AC（－）］，即"真正的"Brunner腺腺瘤。

虽然也是胃幽门腺腺瘤的分类，但Choi等将除了表层部以外MUC6呈弥漫性阳性、MUC5AC在最表层为局限性阳性的病变分类为纯粹型（pure type），将MUC5AC一直表达到深部的病变分类为混合型（mixed type），将虽然在组织病理学表现上与幽门腺腺瘤一样，但MUC6阳性在10%以下、以MUC5AC阳性为主的病变分类为优势小凹型（predominant foveolar type）。因为十二指肠幽门腺腺瘤也呈同样的组织病理学表现，因此可以进行同样的分类，但是原本MUC6阳性的肿瘤细胞与其说是幽门腺，不如说是向颈部黏液腺的分化更为妥当，而且将MUC5AC阳性的病变称为幽门腺腺瘤也是不自然的。另外，已经判明在幽门腺腺瘤常常伴有向胃底腺的分化，"幽门腺型"这一名称并不恰当。但是，由于"幽门腺型"这一用语已经广泛渗透，所以变更为"颈部黏液腺型"会引起混乱。

因为被称为幽门腺腺瘤的肿瘤不仅是由MUC6阳性细胞构成的，还由各种比例的胃底腺黏膜细胞构成，所以将它们整合起来作为胃型腺瘤比较容易理解。笔者认为，采用以下的十二指肠非乳头区腺瘤的分类方法比较合适：先分类为胃型、肠型、胃肠混合型、无法分类型，胃型再进一步亚分类为小凹上皮（优势）型、幽门腺（优势）型、胃底腺型（oxyntic gland adenoma，包括NUMP在内）、混合型这4型。另外，还偶尔可以遇到"真正的"Brunner腺瘤和锯齿状病变，关于其临床病理学分类的问题还有待解决。

2. 十二指肠非乳头区癌的分类

关于癌的组织学分类，在WHO分类中，在包括十二指肠非乳头区癌在内的小肠癌项目中，记载着虽然显示类似于大肠癌的组织分类，但低分化癌的比例比大肠癌高。有报道指出，由于表型表达的不同，临床病理学特征、分子生物学特征、组织发生也不同，在肿瘤的分类

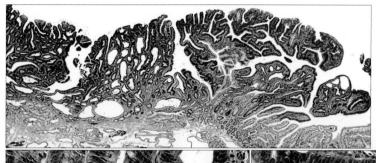
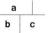

图1 [病例1]腺瘤（小肠型）
a HE染色低倍放大像。
b 低度异型的腺瘤成分。
c 高度异型的腺瘤成分。

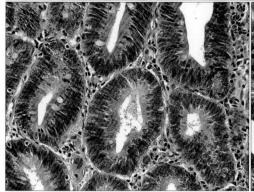
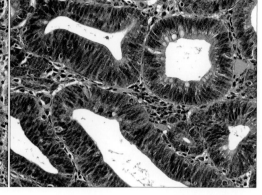

上，表型表达的确认非常重要。

据报道，腺瘤以肠型为主，癌以胃型居多，但也有报道称胃型表型的肿瘤中癌和腺瘤多在十二指肠近端。Ushiku等将十二指肠癌分为肠型（intestinal type）、胃型（gastric type）、胰胆管型（pancreatobiliary type）、不确定型（indeterminate type）。肠型占57%，伴有肠型发育异常（dysplasia），发生于十二指肠近端及远端；胃型占42%，伴有胃型发育异常，多发生于十二指肠近端。有报道认为，预后良好的因素是肠型表型和淋巴结转移阴性。

Ota等将NADET分类为小肠型腺瘤（低度异型和高度异型）、幽门腺腺瘤、小肠型腺癌、胃型腺癌，分析了基因异常情况，胃型腺癌的 GNAS 突变率为100%、KRAS 突变率为80%，比例很高，提示与胃型腺瘤中的幽门腺腺瘤有共通性。另外，在胃型肿瘤中高比例的 GNAS 突变在小肠型肿瘤中为低比例（腺瘤为0%～2%，癌为20%），而在胃型肿瘤中未见的 β-连环蛋白（β-catenin）的核内表达在小肠型肿瘤为高比例（腺瘤为56%～59%，癌为40%）。Niwa等报道，在胃型肿瘤中缺乏Wnt

信号系统的参与，虽然还没有发现其与表型表达之间的关系，但显示胃型癌居多的十二指肠近端癌缺乏Wnt信号系统的参与。根据这些结果，支持胃型肿瘤和肠型肿瘤的组织发生不同这一观点。

另外，即使对于十二指肠癌，也有报道使用了用于胰胆管肿瘤的"胰胆管型"（pancreatobiliary type）这一术语，但因为与胰胆管肿瘤的发生起源组织不同，在十二指肠癌是否应该使用这个术语尚有讨论的余地。

展示具有代表性的组织病理学图像

由于典型或代表性病例的组织病理学图像在本系列中已有详细的介绍，所以在本文中主要展示诊断和分类困难的、显示各种异型程度的病变，以及呈复杂的细胞分化和组织结构的病变。

[病例1] 腺瘤（小肠型）。

为十二指肠乳头附近、肛侧的 10 mm 大小的隆起性病变，是显示明显的腺管结构的黏膜内肿瘤（**图1a**）。核为纺锤形，整齐地排列在

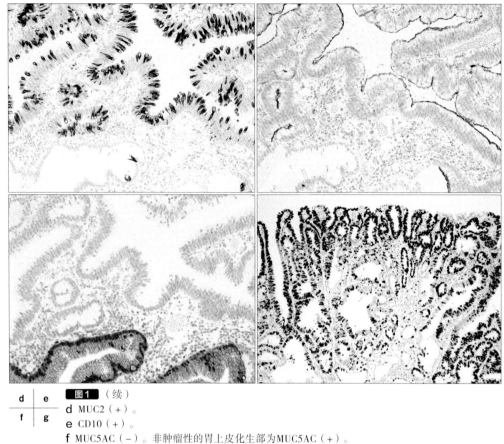

d | e
f | g

图1（续）

d MUC2（+）。

e CD10（+）。

f MUC5AC（-）。非肿瘤性的胃上皮化生部为MUC5AC（+）。

g Ki-67（+）细胞主要在表层形成增殖带分布。

基底膜侧，无极性的紊乱。杯状细胞和 Paneth 细胞混合存在，为呈小肠型分化的、典型的低度异型肠型腺瘤的组织病理学表现（**图 1b**）。核的假复层化明显，在一部分还混有 N/C 比高的高度异型的腺瘤成分（**图 1c**）。在免疫染色中为 MUC2（+）（**图 1d**）、CD10（+）（**图 1e**）、MUC5AC（-）（**图 1f**），呈小肠型；Ki-67（+）细胞以表层为主体形成增殖带分布（**图 1g**），显示出与腺瘤一致的染色性。

因为小肠型肿瘤在 HE 染色像中可以很容易地确认杯状细胞和 Paneth 细胞，所以在能够确认这些细胞的情况下，没有必要进行免疫染色。但是，在高度异型的情况下，为了表型的客观评价和增殖细胞分布的确认，推荐施行免疫染色。

[**病例 2**] 腺癌（小肠型）。

为十二指肠乳头周围的 30 mm 大小的隆起

性病变，是呈明显的腺管结构的黏膜内肿瘤，在许多区域肠型分化不明确，显示出核的类圆形化和极性的紊乱，被判定为高分化腺癌（**图 2a**）。虽然也见有核的极性被保持、混杂有杯状细胞和 Paneth 细胞、显示小肠型分化、难以判定是高度异型腺瘤还是癌的区域（**图 2b**），但其无交界地过渡到癌成分，将整体判定为癌。

[**病例 3**] 腺癌（胃肠混合型）。

为十二指肠球部的 13 mm 大小的平坦隆起性病变。为表层部呈乳头状结构、深部呈管状结构的隆起性病变（**图 3a**）；表层部黏液丰富，由保持极性的、具有小型核的肿瘤细胞构成（**图 3b**）；深部由类似于幽门腺、具有小型核的肿瘤细胞构成（**图 3c**）。在免疫染色中，MUC5AC 主要在表层部为（+）（**图 3d**），MUC6 主要在深部为（+）（**图 3e**），MUC2

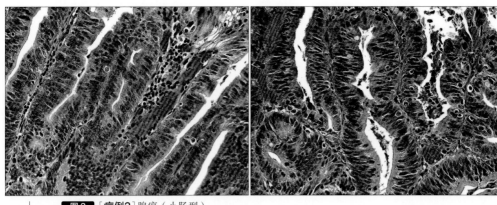

a | b

图2 [病例2]腺癌（小肠型）
a 高分化腺癌成分。
b 难以判断是高度异型的腺瘤还是癌的肿瘤成分。

在表层的 MUC5AC（＋）部的一部分为（＋）（**图3f**），呈胃肠混合型。细胞异型度低，Ki-67（＋）细胞主要存在于表层（**图3g**），根据其胃型表型（MUC5AC 和 MUC6）的表达为保持组织结构的模式，因此被判定为腺瘤。

另外，如果是 MUC2（－）的话则被分类为幽门腺腺瘤。关于这种幽门腺腺瘤＋肠型分化的肿瘤，笔者过去几乎没有遇到过，期待今后能够通过病例的积累阐明其临床病理学特征。

[**病例4**] 腺癌（＋腺瘤样成分；胃型为主）。

为十二指肠球部的 8 mm 大小的乳头状隆起。以乳头状隆起的 A 区、在黏膜表面呈管状结构增生的 B 区、陷入到黏膜下层的 C 区这 3 种肿瘤成分为主体，呈复杂的组织学表现（**图4a**）。A 区具有类圆形的核，核的极性紊乱，判定为癌（**图4b**）；B 区具有类圆形的核，核的极性被保持，细胞质淡明，为类似于幽门腺腺瘤的肿瘤成分（**图4c**）；C 区具有类圆形的核，核的极性被保持，细胞质呈弱嗜酸性至嗜碱性，怀疑为向胃底腺分化的肿瘤成分（**图4d**）。

在病变的免疫染色中，MUC5AC 在包括 A 区、C 区在内的表层部为（＋）（**图4e**），MUC6 在包括 MUC5AC（＋）部分在内的几乎全部为（＋）（**图4f**），胃蛋白酶原Ⅰ（pepsinogen Ⅰ）在 B 区的一部分为（＋）（**图4g**）。在 A 区，对质子泵（proton pump）和 MUC2 染色也有一

部分为（＋）（**图4h、i**），是胃型（胃底腺黏膜型）为主的肿瘤。加上 HE 染色中的细胞学表现，根据 Ki-67（＋）细胞的增加和不规则分布，为支持 A 区是癌的表现（**图4j**）。另外，虽然 B 区和 C 区相当于 Choi 等报道的混合型（mixed type）的幽门腺腺瘤，但根据小凹上皮的分化明显，即使在幽门腺腺瘤样成分也未见增殖带的形成（**图4k**），因此将病变整体判定为癌。呈这样复杂的组织学表现和细胞分化的肿瘤的良恶性判定标准和组织学分类是今后的研究课题。

[**病例5**] 腺癌（胃型）。

为十二指肠乳头附近的约 3 cm 大小的 3 型肿瘤。在未形成溃疡部的黏膜内发现癌的成分，在黏膜下呈大范围且壁全层性浸润（**图5a**）。黏膜内癌是由类似小凹上皮的细胞构成的乳头状腺癌（**图5b**），呈微小乳头状结构（**图5c**）和管状结构（**图5d**）的高分化腺癌在黏膜下浸润。在免疫染色中，呈 MUC5AC（＋）（**图5e**）、MUC6（－）（**图5f**）、MUC2（－）、CD10（－）的胃型（小凹上皮型）表型。另外，在癌周围的黏膜上伴有大范围的化生性小凹上皮（**图5a**），在与癌发生的相关性上是令人感兴趣的表现。

[**病例6**] 腺癌（胃肠混合型）。

在十二指肠乳头附近见有约 3 cm 大小的隆起性病变。黏膜内隆起呈乳头状结构，形成明

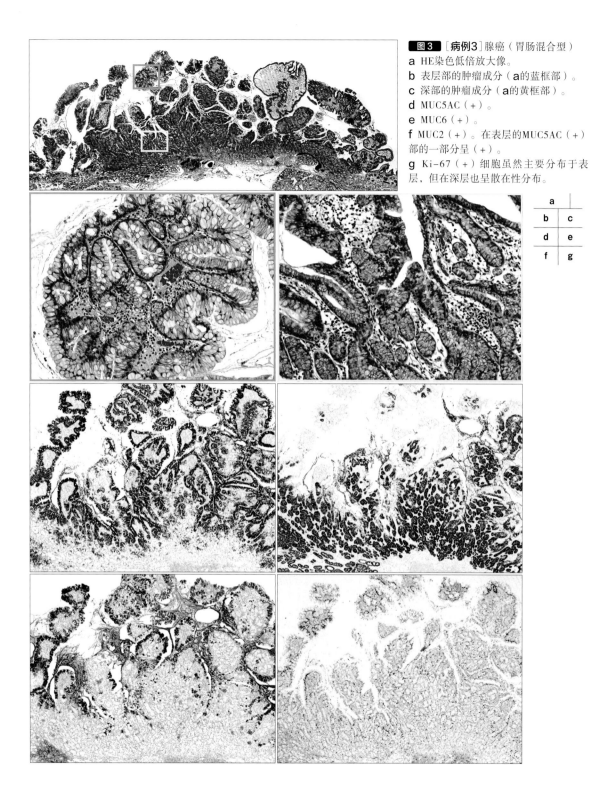

图3 [病例3]腺癌（胃肠混合型）
a HE染色低倍放大像。
b 表层部的肿瘤成分（a的蓝框部）。
c 深部的肿瘤成分（a的黄框部）。
d MUC5AC（+）。
e MUC6（+）。
f MUC2（+）。在表层的MUC5AC（+）部的一部分呈（+）。
g Ki-67（+）细胞虽然主要分布于表层，但在深层也呈散在性分布。

a	
b	c
d	e
f	g

显的隆起，在黏膜下越过隆起部广泛且壁全层性浸润（**图6a、d**）。在黏膜内为由类似小凹上皮的细胞构成的高分化腺癌，并混有杯状细胞（**图6b**）；在免疫染色中呈MUC5AC（+）（**图6e**）、MUC2（+）（**图6g**）的胃肠混合型。在浸润部为由类似小凹上皮或幽门腺的细胞构成的高分化腺癌（**图6c**），在免疫染色中呈MUC5AC（+）（**图6e**）、MUC6（+）（**图**

a	b
c	d
e	f
g	h	i
	j	k

图4 ［病例4］腺癌（＋腺瘤样成分；以胃型为主）

a 组织放大像。

b a的A区：高分化腺癌成分（a的绿框部）。

c a的B区：幽门腺腺瘤样成分。

d a的C区：胃底腺型肿瘤样成分。

e MUC5AC（＋）。

f MUC6（＋）。

g B区的一部分为胃蛋白酶原Ⅰ（pepsinogen Ⅰ）（＋）。

h 在A区有极少数细胞为质子泵（proton pump）（＋）。

i 在A区仅有极小部分为MUC2（＋）。

j 在判定为癌的成分中有很多Ki-67（＋）细胞，没有形成增殖带而分布。

k 在幽门腺腺瘤样成分（左半部分）中Ki-67（＋）细胞较少，呈不规则性分布。

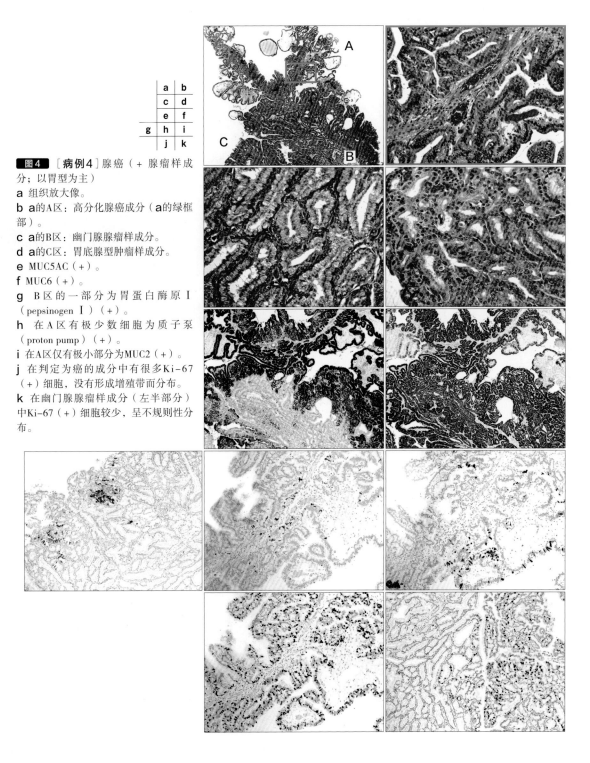

6f）的胃型表型。笔者认为，今后有必要关注上述在胃癌和大肠癌未见的浸润方式和复杂的组织病理学表现是否是十二指肠癌的特征性表现。

结语

已经判明，NADET在胃型和肠型病例中的临床病理学特征、组织发生、恶性程度等各不

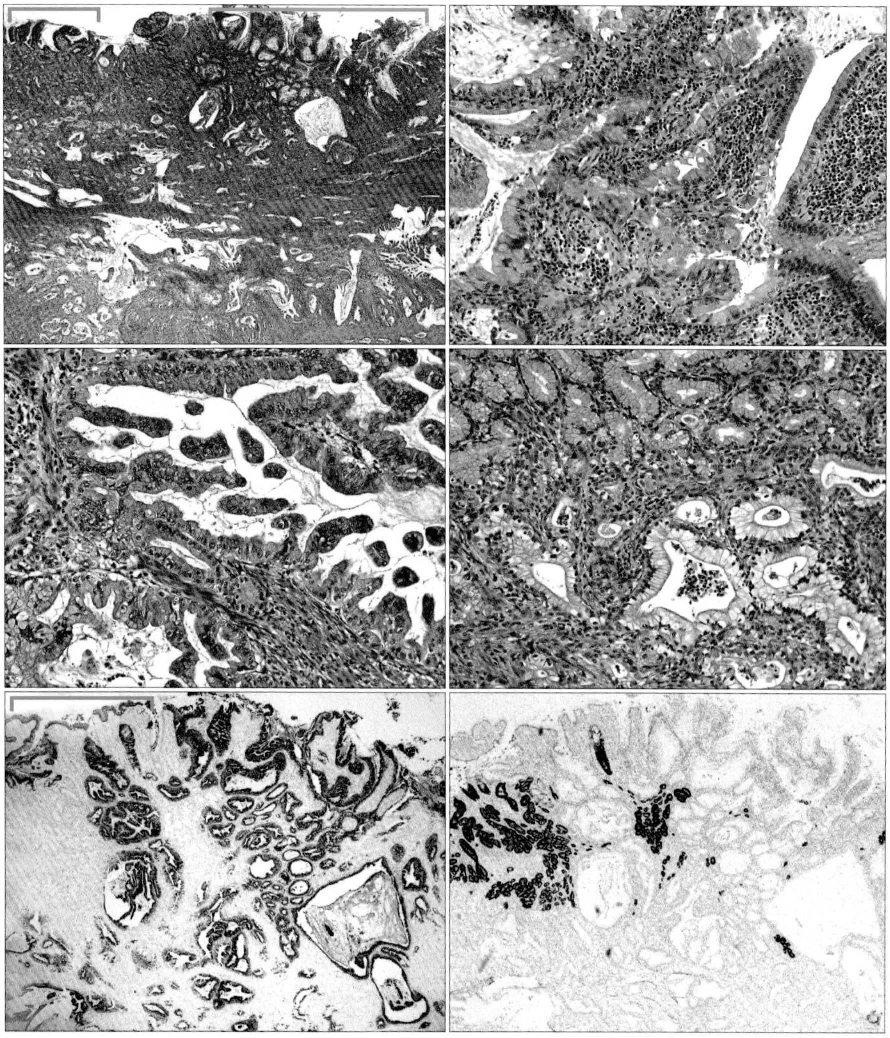

a	b
c	d
e	f

图5 ［病例5］腺癌（胃型）

a HE染色低倍放大像。黏膜内癌成分为一部分（蓝线所示部分），在周围见有化生性小凹上皮（绿线所示部分）。

b 黏膜内癌成分。

c 呈微小乳头状结构的浸润部的癌成分。

d Brunner腺正下方的低度异型的高分化腺癌成分。

e MUC5A在癌及表层的化生性小凹上皮（绿线所示部分）为（＋）。

f MUC6在癌症检测中为（－），在Brunner腺为（＋）。

相同。NADET 的组织型分类，对于癌推荐以与胃癌和大肠癌同样的组织学分类为基础，各自再进一步组合细胞分化（肠型、胃型、胃肠混合型、无法分类型）进行亚分类。并且，对于作为其前体病变的腺瘤，笔者认为下面的分类方法比较妥当且容易理解：首先分类为胃型、肠型、胃肠混合型、无法分类型，胃型再进一步亚分类为小凹上皮（优势）型、幽门腺（优势）型、胃底腺型、混合型。

近年来，NADET 病例得到快速积累，可以说其概要已经被判明，但是当与胃癌和大肠癌的历史相比，我们对 NADET 的了解仍相对有限。

虽然目前提倡将证据较多的胃肿瘤的标准用作十二指肠肿瘤的组织病理学诊断标准，但有必要通过十二指肠肿瘤的临床病理学特征、自然史和基因异常等的分析来明确十二指肠肿瘤的特殊性或与胃和大肠肿瘤的异同，确立更合适的诊断标准和组织学分类。

参考文献

[1]八尾隆史，津山翔，赤澤陽一，他．十二指腸腺腫と癌の病理組織学的診断基準（案）．胃と腸　54：1088-1094, 2019.

[2]松本主之，小山恒男，八尾隆史，他．十二指腸腺腫・癌の病理診断基準を検討する．胃と腸　54：1141-1168, 2019.

[3]田邉寬，岩下明德，原岡誠司，他．十二指腸の腫

图6 ［病例6］腺癌（胃肠混合型）

a 组织放大像。

b 黏膜内癌成分。

c 微浸润部的癌成分。

d 黏膜内隆起和浸润部的过渡部。

e MUC5A在整体上为（＋）。

f MUC6在浸润癌部和Brunner腺（红色箭头所指）为（＋）。

g MUC2在隆起部为（＋）。

	a
b	c
d	e
f	g

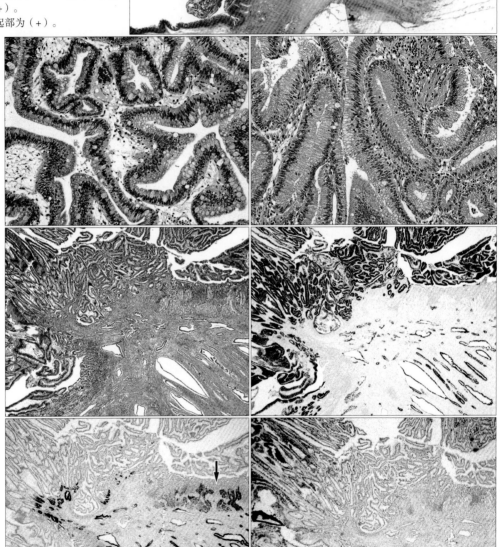

瘍・腫瘍様病変の病理診断—腺腫と癌の診断基準と臨床病理学的特徴. 胃と腸 46: 1587–1595, 2011.

[4]Matsubara A, Sekine S, Kushima R, et al. Frequent *GNAS* and *KRAS* mutations in pyloric gland adenoma of the stomach and duodenum. J Pathol 229: 579–587, 2013.

[5]Mitsuishi T, Hamatani S, Hirooka S, et al. Clinicopathological characteristics of duodenal epithelial neoplasms: Focus on tumors with a gastric mucin phenotype (pyloric gland-type tumors). PLoS One 12: e0174985, 2017.

[6]Niwa A, Kuwano S, Tomita H, et al. The different pathogeneses of sporadic adenoma and adenocarcinoma in non-ampullary lesions of the proximal and distal duodenum. Oncotarget 8: 41078–41090, 2017.

[7]Hida R, Yamamoto H, Hirahashi M, et al. Duodenal neoplasms of gastric phenotype: An immunohistochemical and genetic study with a practical approach to the classification. Am J Surg Pathol 41: 343–353, 2017.

[8]WHO Classification of Tumours Editorial Board (eds). WHO Classification of Tumours, Digestive System Tumours, 5th ed. IARC press, Lyon, 2019.

[9]Choi W-T, Brown I, Ushiku T, et al. Gastric pyloric gland adenoma: a multicentre clinicopathological study of 67 cases. Histopathology 72: 1007–1014, 2018.

[10]Kushima R, Sekine S, Matsubara A, et al. Gastric adenocarcinoma of the fundic gland type shares common genetic and phenotypic features with pyloric gland adenoma. Pathol Int 63: 318–325, 2013.

[11]Ushiku T, Arnason T, Fukayama M, et al. Extra-ampullary duodenal adenocarcinoma. Am J Surg Pathol 38: 1484–1493, 2014.

[12]牛久哲男, 加藤萌, 山澤翔, 他. 十二指腸非乳頭部癌の病理組織学的特徴と悪性度評価. 胃と腸 54: 1095–1101, 2019.

[13]Minatsuki C, Yamamichi N, Inada K-I, et al. Expression of gastric markers is associated with malignant potential of nonampullary duodenal adenocarcinoma. Dig Dis Sci 63: 2617–2625, 2018.

[14]吉水祥一, 河内洋, 山本頼正, 他. 非乳頭部十二指腸SM癌の12例. 胃と腸 54: 1131–1140, 2019.

[15]Akazawa Y, Ueyama H, Tsuyama S, et al. Endoscopic and clinicopathological features of superficial non-ampullary duodenal tumor based on the mucin phenotypes. Digestion 102: 663–670, 2021.

[16]Yoshida M, Shimoda T, Abe M, et al. Clinicopathological characteristics of non-ampullary duodenal tumors and their phenotypic classification. Pathol Int 69: 398–406, 2019.

[17]Ota R, Sawada T, Tsuyama S, et al. Integrated genetic and epigenetic analysis of cancer-related genes in non-ampullary duodenal adenomas and intramucosal adenocarcinomas. J Pathol 252: 330–342, 2020.

Summary

Forefront of the Pathological Diagnosis
of Duodenal Adenoma/Carcinoma

Takashi Yao[1], Karin Ashizawa[2],
Yuki Fukumura, Daiki Abe[1,3],
Atsushi Ikeda, Sho Tsuyama[2,4],
Yoichi Akazawa[3], Taro Kurosawa[1,3],
Soh Okano[1], Hiroya Ueyama[3]

NADETs (non-ampullary duodenal epithelial tumors) are different between gastric and intestinal phenotypes in terms of clinicopathological features, histogenesis, and biological behavior. NADETs are histologically classified in a similar manner as gastric or colon cancers, and each NADET is subclassified by combining cell differentiation (intestinal, gastric, gastrointestinal mixed, and unclassifiable types). Precursor lesions, i.e., adenomas, are classified into gastric, intestinal, gastrointestinal mixed, and unclassified types, wherein the gastric type is further classified into gastric (predominant), pyloric gland (predominant), fundic gland, and mixed types. This classification is considered reasonable and easy to understand.

To clarify the peculiarities of NADETs and establish more appropriate diagnostic criteria and histological classification, the clinicopathological features, natural history, and genetic abnormalities of NADETs should be further analyzed.

[1]Department of Human Pathology, Juntendo University Graduate School of Medicine, Tokyo.

[2]Department of Human Pathology, Juntendo University School of Medicine, Tokyo.

[3]Department of Gastroenterology, Juntendo University School of Medicine, Tokyo.

[4]Department of Diagnostic Pathology, Ishikawa Prefectural Central Hospital, Kanazawa, Japan.

十二指肠非乳头区腺瘤／腺癌的内镜诊断

清森 亮祐 [1]
臧原 晃一
大城 由美 [2]
平田 敬 [1,3]
池上 幸治 [1]
原 裕一
吉原 崇正
江头 信二郎
井本 尚德
南川 容子
鸟巢 刚弘 [3]

摘要●以在本科室通过内镜或外科切除并经组织病理学确定诊断的十二指肠非乳头区腺瘤/腺癌74例81个病变为对象，以内镜表现为中心，回顾性研究了其临床特征。根据黏液表型腺瘤/腺癌被分类为：肠型肿瘤28例32个病变（腺瘤29个病变、腺癌3个病变），胃肠混合型肿瘤12例12个病变（腺瘤8个病变、腺癌4个病变），胃型肿瘤34例37个病变（腺瘤16个病变、NUMP 18个病变、腺癌3个病变）。肠型肿瘤的肉眼分型在32个病变中0–Ⅱa型为12个病变（37.5%），0–Ⅱa+Ⅱc型为10个病变（31.3%），0–Ⅰ型为10个病变（31.3%）。胃肠混合型肿瘤的肉眼分型在12个病变中0–Ⅱa型为4个病变（33.3%），0–Ⅱa+Ⅱc型为2个病变（16.7%），0–Ⅰ型为6个病变（50.0%）。胃型肿瘤的肉眼分型在37个病变中SMT样隆起为20个病变（54.0%），0–Ⅰ型为15个病变（40.5%）。肠型肿瘤及胃肠混合型肿瘤的44个病变中有40个病变（90.9%）见有白色化，而在胃型肿瘤的37个病变中只有6个病变（16.2%）见有白色化。在胃型肿瘤的病变表面，37个病变中有35个病变（94.6%）见有由呈向胃小凹上皮分化的细胞（MUC5AC阳性）构成的区域。肠型肿瘤多为伴有白色化的、比较平坦的表面型病变，而胃型肿瘤多为伴有平面状胃小凹上皮样区域的、比较高的隆起。胃型肿瘤和伴有异位胃型上皮的肿瘤样病变之间的内镜鉴别虽然并不一定容易，但由于有很多病变有明显的隆起，没有因活检所引起的纤维化而妨碍内镜切除的病例。由于在施行活检的所有病例都被指出有肿瘤性病变的可能性，笔者认为通过活检所进行的组织病理学评估有助于肿瘤样病变和胃型肿瘤的鉴别。

关键词　　十二指肠非乳头区　十二指肠腺瘤／腺癌　肠型肿瘤　胃型肿瘤　内镜表现

[1] 松山赤十字病院胃腸センター　〒790–0878 松山市文京町 1 番地
[2] 同　病理診断科
[3] 九州大学大学院医学研究院病態機能内科学

前言

　　虽然十二指肠非乳头区腺瘤／腺癌是一种比较罕见的疾病，但随着上消化道内镜筛查的普及，近年来报道的病例呈增加的趋势，以微创治疗为前提的早期发现诊断的必要性越来越强。

表1 黏液表型的分类

		MUC5AC或MUC6	
		（ － ）	（ ＋ ）
CD10（＋）		肠型	
CD10（－）	MUC2（＋）	胃肠混合型	
	MUC2（－）	不能分类型	胃型

〔转载自"八尾隆史, 他. 胃型分化型腺癌—新しい抗体を用いた免疫染色による腺癌の形質判定. 胃と腸 34: 477-485, 1999", 部分有改变〕

十二指肠腺瘤／腺癌是由小肠型上皮演变而来的, 大致被分为通过腺瘤－腺癌序列征（adenoma-carcinoma sequence）来说明的肠型表型为主的管状腺瘤／腺癌（肠型肿瘤）和源于伴有异位性胃型上皮的肿瘤样病变的胃型表型为主的管状腺瘤／腺癌（胃型肿瘤）。近年来, 着眼于其黏液表型差异的文献报道有所增加, 但其临床病理学特征未必明确。

此次, 笔者等为了阐明十二指肠腺瘤／腺癌的临床病理学特征, 以通过内镜切除或外科切除, 并且在组织病理学上已确定诊断的所经治的十二指肠非乳头区腺瘤／腺癌病例为对象, 根据黏液表型分为肠型、胃肠混合型和胃型, 回顾性研究了其临床表现和内镜表现, 将结果报道如下。

对象和方法

通过对 2007 年 3 月至 2021 年 8 月在本科室内镜切除或外科切除的标本的研究, 以组织病理学上被诊断为十二指肠非乳头区腺瘤／腺癌的病例为对象, 回顾性研究了其临床表现和内镜表现。

在黏液表型方面, 根据八尾等的报道, 对全部病例施行了采用胃型标志物（MUC5AC、MUC6）和肠型标志物（MUC2、CD10）的共 4 种免疫组织化学染色, 根据各种标志物的表达结果, 分为胃型（只表达胃型标志物）、胃肠混合型（表达胃型和肠型标志物）、肠型（只表达肠型标志物）（表 1）。这些表型的判定是在镜下半定量计算出肿瘤内各种标志物阳性

细胞数的比例, 在 10% 以上为阳性的情况下作为各表型阳性。

另外, 将肠型肿瘤和胃肠混合型肿瘤分为腺瘤和腺癌 2 种, 胃型肿瘤分为腺瘤、具有不确定恶性潜能的肿瘤（neoplasms of uncertain malignant potential, NUMP）和腺癌 3 种。

此外, 内镜下的胃黏膜萎缩程度按照木村－竹本分类标准进行评估, 将在胃前庭部见有无萎缩的正常黏膜、在胃体部～胃角部可以确认集合细静脉规则排列（regular arrangement of collecting venules, RAC）的情况判断为内镜下幽门螺杆菌（Helicobacter pylori）未感染胃。感染的诊断是施行镜检法、血清抗体法、尿素呼气试验、便中抗原法中的 1 种以上方法, 并结合内镜下萎缩程度和背景黏膜的组织病理学表现（通过定点活检）判定幽门螺杆菌感染状态（现症感染、曾感染、未感染）。还有, 所分析病变的部位、形态、组织病理学表现以《胃癌处置规则（第 15 版）》和《大肠癌处置规则（第 9 版）》中记载的为准。关于胃型肿瘤, 根据胃型标志物（MUC5AC、MUC6）按优势表型分类, 比较和讨论了两者的内镜表现。

另外, 基于 Akazawa 等的报道, 评估了有无下面的窄带成像（narrow band imaging, NBI）联合放大内镜表现: 亮蓝嵴（light blue crest, IBC）、绒毛状／乳头状结构（oval-shaped marginal epithelium, OME）、观察到细血管密集地存在于间质中而像是明显充血的高密度结构（dense pattern, DP）、窝间部的开大（dilatation of part between crypt opening, DIP）。

结果

基于内镜切除或外科切除的标本, 有 74 例 81 个病变被诊断为十二指肠非乳头区腺瘤或腺癌, 根据黏液表型被分类为肠型肿瘤 28 例 32 个病变（腺瘤 26 例 29 个病变、腺癌 3 例 3 个病变）, 胃肠混合型肿瘤 12 例 12 个病变（腺瘤 8 例、腺癌 4 例）, 胃型肿瘤 34 例 37 个病变（腺瘤 16 例 16 个病变、NUMP 16 例 18 个病变、

腺癌 3 例 3 个病变）（**表 2**）。临床表现、内镜表现及组织病理学表现如**表 3 ~ 表 5** 所示。

1. 肠型肿瘤的临床病理学表现（表 3）

肠型腺瘤 26 例 29 个病变（**表 3，[病例 1 ~ 26]**）的年龄为 43 ~ 81 岁（平均 65.7 岁），其中男性 18 例、女性 8 例。幽门螺杆菌感染状态为：26 例中 14 例未感染，10 例曾感染，2 例现症感染。内镜下胃黏膜萎缩程度为：无萎缩 14 例，C-1 ~ C-2 1 例，C-3 ~ O-1 4 例，O-2 ~ O-3 6 例，在残胃见有高度萎缩的病变 1 例。29 个病变的病变部位为：十二指肠球部 3 个病变，降部的乳头口侧 13 个病变，降部的乳头肛侧 12 个病变，水平部 1 个病变。病变的长径为 3 ~ 75 mm（平均 11.7 mm）。肉眼分型为：0- Ⅱ 型（表面型）（**图 1，表 3 中的[病例 10]**）22 个病变，0- Ⅰ 型 7 个病变。表面性状为：微小颗粒状 20 个病变，平滑的病变有 7 个病变，多结节状病变有 2 个病变。色调方面，发红的有 21 个病变，呈白色的有 8 个病变。29 个病变中有 28 个病变（96.6%）伴有白色化。切除方法为内镜下黏膜切除术（endoscopic mucosal resection，EMR）26 个病变，内镜黏膜下剥离术（endoscopic submucosal dissection，ESD）2 个病变，外科切除 1 个病变。在 29 个病变中有 22 个病变施行了术前活检，均被诊断为腺瘤。肠型腺瘤 29 个病变在组织病理学上被分为低度异型腺瘤 24 个病变和高度异型腺瘤 5 个病变。

肠型腺癌 3 例 3 个病变（**表 3，[病例 22、病例 27、病例 28]**）的年龄分别为 59 岁、73 岁和 64 岁，其中女性 2 例、男性 1 例。幽门螺杆菌感染状态为未感染、曾感染、现症感染各 1 例。内镜下胃黏膜萎缩程度为：无萎缩 1 例，C-3 ~ O-1 1 例，O-2 ~ O-3 1 例。病变部位为十二指肠球部、降部的乳头肛侧和水平部各 1 个病变，病变长径分别为 30 mm、10 mm 和 20 mm。肉眼分型均为 0- Ⅰ 型。从表面性状来看，平滑型、微小颗粒状、多结节状病变各有 1 个病变。色调均为发红，3 个病变

表 2 所经治的 74 例（81 病变）十二指肠上皮性肿瘤根据黏液表型的分类

黏液表型	例数（病变数）	详细情况
肠型肿瘤	28 例（32 个病变）	腺瘤 29 个病变 腺癌 3 个病变
胃肠混合型肿瘤	12 例（12 个病变）	腺瘤 8 个病变 腺癌 4 个病变
胃型肿瘤	34 例（37 个病变）	腺瘤 16 个病变 NUMP 18 个病变 腺癌 3 个病变

中有 2 个病变伴有白色化。切除方法为外科切除 1 个病变，EMR 2 个病变。在术前活检中，诊断为腺癌 1 个病变、交界型 1 个病变、腺瘤 1 个病变。浸润深度为 SM 大量（massive）1 个病变和 M 癌 2 个病变。

肠型肿瘤 32 个病变的所在部位为：十二指肠球部 4 个病变（12.5%），降部的乳头口侧 13 个病变（40.6%），降部的乳头肛侧 13 个病变（40.6%），水平部 2 个病变（6.3%）。

另外，在施行了 NBI 联合放大内镜检查的肠型肿瘤 25 个病变中，见有 LBC 的为 60.0%（15 个病变 /25 个病变），OME 为 4.0%（1 个病变 /25 个病变），DP 为 12.0%（3 个病变 /25 个病变），DIP 为 4.0%（1 个病变 /25 个病变）。

2. 胃肠混合型肿瘤的临床病理学表现（表 4）

胃肠混合型腺瘤 8 例 8 个病变（**表 4，[病例 29 ~ 36]**）的年龄为 55 ~ 74 岁（平均 64.4 岁），其中男性 7 例、女性 1 例。幽门螺杆菌感染状态为：8 例中 3 例未感染，3 例曾感染，2 例现症感染。内镜下胃黏膜萎缩程度：无萎缩为 3 例，C-3 ~ O-1 为 5 例。病变部位：十二指肠球部 3 个病变，降部的乳头口侧 2 个病变，降部的乳头肛侧 3 个病变；病变长径为 4 ~ 25 mm（平均 9.0 mm）。肉眼分型为：0- Ⅱ 型（**图 2，表 4 中的[病例 35]**）6 个病变，0- Ⅰ 型 2 个病变。表面性状方面，微小颗粒状 7 个病变，平滑型 1 个病变。色调方面，发红为 5 个病变，与周围黏膜同色为 2 个病变，白色为 1 个病变。8 个病变中有 7 个病变伴有白色化。切除方法为 EMR 7 个病变，ESD 1 个病变。8 个病变中有 6

表3　肠型肿瘤的临床表现、内镜表现和组织病理学表现

肠型肿瘤（28例/32个病变）	病例	病变	临床表现 年龄	性别	幽门螺杆菌感染状态	内镜表现 内镜下胃黏膜萎缩程度	十二指肠病变 部位	长径/mm	形态	表面性状	色调	白色化	切除方法	组织病理学表现 切除前活检	切除标本浸润深度
低度异型型腺瘤	1	1	77岁	女性	曾感染	0-3	球部	20	0-Ⅰs	微小颗粒状	发红	有	ESD	有（腺瘤）	
	2	2	62岁	男性	未感染	无萎缩	降部（乳头肛侧）	20	0-Ⅱa+Ⅱc	微小颗粒状	发红	有	ESD	有（腺瘤）	
	3	3	43岁	男性	未感染	无萎缩	降部（乳头节侧）	75	0-Ⅰs	多结节状	发红	有	外科切除	有（腺瘤）	
	4	4	71岁	男性	曾感染	C-3	降部（乳头口侧）	10	0-Ⅰsp	平滑	发红	有	EMR	有（腺瘤）	
	5	5	52岁	男性	现症感染	C-3	降部（乳头肛侧）	10	0-Ⅱa+Ⅱc	微小颗粒状	发红	有	EMR	无	
	6	6	45岁	男性	未感染	无萎缩	降部（乳头肛侧）	4	0-Ⅱa+Ⅱc	微小颗粒状	发红	无	EMR	无	
	7	7	47岁	男性	未感染	无萎缩	降部（乳头肛侧）	8	0-Ⅱa+Ⅱc	平滑	发红	有	EMR	有（腺瘤）	
		8				无萎缩	降部（乳头肛侧）	5	0-Ⅱa+Ⅱc	平滑	白色	有	EMR	有（腺瘤）	
	9	9	76岁	男性	未感染	无萎缩	降部（乳头肛侧）	5	0-Ⅱa+Ⅱc	微小颗粒状	发红	有	EMR	无	
	10	10	65岁	男性	曾感染	0-2	降部（乳头肛侧）	3	0-Ⅱa	微小颗粒状	白色	有	EMR	无	
	11	11	61岁	男性	未感染	无萎缩	降部（乳头口侧）	15	0-Ⅱa	微小颗粒状	发红	有	EMR	有（腺瘤）	
	12	12	79岁	男性	未感染	无萎缩	球部	4	0-Ⅱa+Ⅱc	微小颗粒状	白色	有	EMR	有（腺瘤）	
	13	13	66岁	男性	曾感染	C-2	降部（乳头口侧）	10	0-Ⅰp	微小颗粒状	发红	有	EMR	有（腺瘤）	
	14	14	67岁	男性	未感染	无萎缩	降部（乳头口侧）	12	0-Ⅱa	微小颗粒状	发红	有	EMR	有（腺瘤）	
	15	15	44岁	女性	未感染	无萎缩	降部（乳头肛侧）	15	0-Ⅱa	微小颗粒状	发红	有	EMR	有（腺瘤）	
		16				无萎缩	降部（乳头肛侧）	12	0-Ⅱa	微小颗粒状	发红	有	EMR	有（腺瘤）	
	17	17	60岁	女性	未感染	无萎缩	降部（乳头肛侧）	15	0-Ⅱa	微小颗粒状	发红	有	EMR	有（腺瘤）	
	18	18	69岁	男性	曾感染	0-2	水平部	15	0-Ⅱa	平滑	发红	有	EMR	有（腺瘤）	
	19	19	81岁	男性	现症感染	0-2	降部（乳头口侧）	7	0-Ⅱa	微小颗粒状	发红	有	EMR	有（腺瘤）	
	20	20	70岁	女性	曾感染	0-1	降部（乳头口侧）	15	0-Ⅰp	多结节状	发红	有	EMR	有（腺瘤）	
	21	21	71岁	男性	未感染	无萎缩	降部（乳头口侧）	8	0-Ⅱa+Ⅱc	微小颗粒状	发红	有	EMR	有（腺瘤）	
	22	22	67岁	男性	未感染	无萎缩	降部（乳头口侧）	4	0-Ⅰs	平滑	发红	有	EMR	有（腺瘤）	
	23	23	72岁	男性	曾感染	0-2	降部（乳头肛侧）	4	0-Ⅱa+Ⅱc	平滑	发红	有	EMR	有（腺瘤）	
	24	24	80岁	女性	曾感染	0-1	降部（乳头肛侧）	7	0-Ⅱa	平滑	发红	有	EMR	有（腺瘤）	
高度异型型腺瘤	15	25	66岁	女性	现症感染	0-2	降部（乳头肛侧）	15	0-Ⅱa	微小颗粒状	发红	有	EMR	有（腺瘤）	
	23	26	78岁	男性	曾感染	高度萎缩（残胃）	球部	5	0-Ⅱa	微小颗粒状	发红	有	EMR	有（腺瘤）	
	24	27	81岁	男性	未感染	无萎缩	降部（乳头口侧）	7	0-Ⅰs	微小颗粒状	发红	有	EMR	无	
	25	28	81岁	女性	未感染	无萎缩	降部（乳头肛侧）	3	0-Ⅱa+Ⅱc	微小颗粒状	白色	有	EMR	有（腺瘤）	
	26	29	59岁	女性	未感染	无萎缩	降部（乳头肛侧）	5	0-Ⅱa+Ⅱc	微小颗粒状	白色	有	EMR	有（腺瘤）	
腺癌	22	30					降部（乳头肛侧）	10	0-Ⅰs	平滑	发红	有	EMR	有（境界）	M
	27	31	73岁	男性	曾感染	0-3	球部	30	0-Ⅰs	微小颗粒状	发红	无	外科切除	有（高分化腺癌）	SM
	28	32	64岁	女性	现症感染	0-1	水平部	20	0-Ⅰsp	多结节状	发红	有	EMR	有（腺瘤）	M

表4 胃肠混合型肿瘤的临床表现、内镜表现和组织病理学表现

胃肠混合型（12例12个病变）	病例	临床表现				十二指肠病变 内镜表现						切除方法	切除前活检	组织病理学表现	
		年龄	性别	幽门螺杆菌感染状态	内镜下胃黏膜萎缩程度	部位	长径/mm	形态	表面性状	色调	白色化			切除标本浸润深度	优势表型
腺瘤	29	55岁	男性	未感染	无萎缩	球部	10	0-Ⅱa	微小颗粒状	发红	有	EMR	有（腺瘤）		肠型
	30	65岁	男性	曾感染	0-1	降部（乳头口侧）	4	0-Ⅱa	微小颗粒状	白色	有	EMR	有（腺瘤）		胃型
	31	64岁	男性	现症感染	C-3	降部（乳头肛侧）	4	0-Ⅱa	微小颗粒状	发红	有	EMR	有（腺瘤）		肠型
	32	67岁	男性	曾感染	0-1	球部	10	0-Ⅰs	微小颗粒状	同色	有	ESD	有（腺瘤）		胃型
	33	60岁	女性	曾感染	0-1	降部（乳头肛侧）	5	0-Ⅱa	微小颗粒状	同色	有	EMR	有（腺瘤）		肠型
	34	62岁	男性	未感染	无萎缩	降部（乳头口侧）	6	0-Ⅱa+Ⅱc	微小颗粒状	发红	有	EMR	无		肠型
	35	68岁	男性	现症感染	C-3	降部（乳头肛侧）	8	0-Ⅱa+Ⅱc	微小颗粒状	发红	有	EMR	无		肠型
	36	74岁	男性	未感染	无萎缩	球部	25	0-Ⅰs	平滑	发红	无	EMR	有（腺瘤）		肠型
腺癌	37	71岁	女性	现症感染	C-3	球部	10	0-Ⅰs	平滑	发红	无	EMR	有（腺癌）	M	胃型
	38	64岁	男性	现症感染	0-3	降部（乳头肛侧）	45	0-Ⅰs	多结节状	发红	有	外科切除	有（腺瘤）	M	胃型（癌部分为肠型）
	39	74岁	男性	曾感染	0-3	降部（乳头口侧）	15	0-Ⅰs	微小颗粒状	发红	有	外科切除	有（腺瘤）	M	肠型
	40	63岁	男性	曾感染	C-2	降部（乳头口侧）	7	0-Ⅰs	平滑	发红	有	EMR	有（腺癌）	M	胃型

表5 胃型肿瘤的临床表现、内镜表现和组织病理学表现

胃型肿瘤(34例37个病变)	病例	病变	临床表现			内镜表现								十二指肠病变		组织病理学表现			
			年龄	性别	幽门螺杆菌感染状态	胃黏膜萎缩度	部位	长径 mm	形态	表面性状	色调	白色化		切除方法	切除前活检	呈向胃小凹上皮分化的细胞	切除标本浸润深度	优势表型	表层的小凹上皮化生
腺瘤	41	1	75岁	男性	曾感染	O-1	降部(乳头口侧)	20	SMT样(有腺开口部样凹陷)	平滑	同色	无		EMR	有(标本过小，无法评估)	有		MUC6	(+)
	42	2	68岁	女性	曾感染	O-1	球部	8	SMT样(有腺开口部样凹陷)	平滑	同色	无		EMR	有(怀疑胃型肿瘤)	有		M·C5AC	(+)
	43	3	71岁	男性	曾感染	O-1	降部(乳头口侧)	10	SMT样(有腺开口部样凹陷)	平滑	同色	无		EMR	无	有		M·C5AC	(+)
	44	4	73岁	男性	曾感染	O-2	球部	4	SMT样(有腺开口部样凹陷)	平滑	发红	无		EMR	有(怀疑胃型肿瘤)	有		MUC6	(+)
	45	5	69岁	男性	曾感染	O-2	球部	8	0-Ⅰs	分叶状	发红	无		EMR	有(怀疑胃型肿瘤)	有		M·C5AC	(+)
	46	6	78岁	男性	曾感染	O-1	球部	3	0-Ⅰs	平滑	发红	无		EMR	有(怀疑胃型肿瘤)	有		MUC6	(+)
	47	7	65岁	女性	现症感染	O-1	球部	12	0-Ⅰp	平滑	发红	无		EMR	有(胃小凹上皮)	有		M·C5AC	(+)
	48	8	50岁	男性		无萎缩	降部(乳头口侧)	10	0-Ⅰs	平滑	发红	无		EMR	有(胃小凹上皮)	有		M·C5AC	(+)
	49	9	73岁	男性	曾感染	C-2	球部	10	0-Ⅰs	平滑	发红	无		EMR	无	有		M·C5AC	(+)
	50	10	77岁	男性	未感染	无萎缩	球部	5	0-Ⅰs	平滑	发红	无		EMR	有(胃小凹上皮)	有		MUC6	(+)
	51	11	73岁	男性	未感染	无萎缩	球部	6	0-Ⅰs	平滑	发红	无		EMR	无	有		MUC6	(+)
	52	12	58岁	男性	曾感染	C-3	球部	8	0-Ⅰs	平滑	同色	有		EMR	有(胃小凹上皮)	有		M·C5AC	(+)
	53	13	64岁	男性	曾感染	O-1	球部	4	0-Ⅰs	平滑	发红	有		EMR	有(怀疑胃型肿瘤)	有		M·C5AC	(+)
	54	14	71岁	女性	现症感染	C-2	降部(乳头肛侧)	20	SMT样(有腺开口部样凹陷)	平滑	同色	有		EMR	有(胃型肿瘤)	有		M·C5AC	(+)
	55	15	89岁	男性	未感染	O-1	球部	50	0-Ⅰsp	纤毛状	发红	无		EMR	有(胃型肿瘤)	有		MUC6	(+)
	56	16	82岁	男性	未感染	无萎缩	球部	10	0-Ⅰsp	微小颗粒状	同色	有		EMR	有(胃型肿瘤)	有		M·C5AC	(+)
NUMP	46	17				无萎缩	球部	3	SMT样(有腺开口部样凹陷)	平滑	发红	无		EMR	有(标本过小，无法评估)	有		MUC6	(+)
	57	18	71岁	男性	未感染	无萎缩	球部	5	0-Ⅱa	平滑	同色	无		EMR	有(怀疑胃型肿瘤)	有		MUC6	(+)
	58	19	79岁	女性	曾感染	C-2	降部(乳头口侧)	6	0-Ⅰsp	平滑	发红	无		EMR	有(怀疑胃型肿瘤)	有		MUC6	(+)
	59	20	64岁	男性	曾感染	C-2	降部(乳头口侧)	12	0-Ⅰsp	平滑	发红	无		EMR	有(怀疑胃型肿瘤)	有		M·C5AC	(+)
	60	21	73岁	男性	曾感染	O-3	球部	15	SMT样(有凹陷面)	平滑	发红	无		EMR	有(怀疑胃型肿瘤)	有		M·C5AC	(+)
	61	22	78岁	男性	曾感染	C-3	球部	5	SMT样(有凹陷面)	平滑	发红	有		EMR	有(怀疑胃型肿瘤)	有		M·C5AC	(+)
	62	23	75岁	男性	曾感染	C-2	球部	3	SMT样(有凹陷面)	平滑	发红	无		EMR	有(怀疑胃型肿瘤)	有		MUC6	(+)
	63	24	69岁	男性	曾感染	O-2	降部(乳头口侧)	10	SMT样(有腺开口部样凹陷)	平滑	发红	有		EMR	无	有		M·C5AC	(+)
	64	25	89岁	男性	曾感染	O-2	球部	4	SMT样(有腺开口部样凹陷)	平滑	同色	无		EMR	有(胃型肿瘤)	有		M·C5AC	(+)
	65	26	69岁	女性	曾感染	O-1	球部	3	SMT样(无凹陷面)	平滑	同色	有		EMR	有(胃型肿瘤)	有		MUC6	(+)
		27					球部	5	SMT样(有凹陷面)	平滑	发红	无		EMR	有(胃型肿瘤)	有		MUC6	(+)
	66	28	76岁	男性	曾感染	无萎缩	降部(乳头口侧)	6	SMT样(无凹陷面)	平滑	同色	有		EMR	有(怀疑胃型肿瘤)	有		M·C5AC	(+)
	67	29	69岁	男性	未感染	无萎缩	球部	20	SMT样(有凹陷面)	平滑	同色	无		EMR	有(胃型肿瘤)	有		MUC6	(+)
	68	30	68岁	男性	未感染	O-1	球部	10	SMT样(有凹陷面)	平滑	发红	无		EMR	有(胃型肿瘤)	有		M·C5AC	(+)
	69	31	60岁	女性	曾感染	C-2	球部	12	SMT样(有凹陷面)	平滑	发红	无		ESD	有(胃型肿瘤)	有		M·C5AC	(+)
	70	32	60岁	男性	曾感染	C-1	球部	10	SMT样(有凹陷面)	平滑	发红	无		ESD	有(怀疑胃型肿瘤)	有		MUC6	(+)
		33					球部	10	SMT样(有腺开口部样凹陷)	平滑	发红	无		EMR	无	有		MUC6	(+)
腺癌	71	34	63岁	男性	曾感染	C-1	球部	55	0-Ⅰsp	平滑	发红	无		EMR	有(胃型肿瘤)	无		MUC6	(+)
	72	35	82岁	男性	曾感染	O-2	球部	10	0-Ⅰs	平滑	发红	无		ESD	有(怀疑胃型肿瘤)	有	SM 1000 μm	MUC6	(-)
	73	36	73岁	男性	未感染	无萎缩	球部	9	0-Ⅱa	纤毛状	发红	无		ESD	有(胃型肿瘤)	无	M	不明	(-)
	74	37	78岁	男性	曾感染	C-3	降部(乳头肛侧)	20	SMT样(有腺开口部样凹陷)	平滑	发红	无		EMR	有(胃型肿瘤)	有	SM 250 μm	不明	(+)

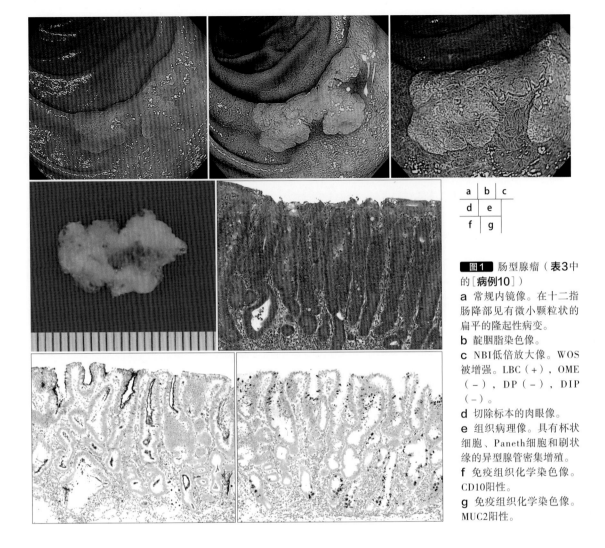

图1 肠型腺瘤（**表3**中的［**病例10**］）
a 常规内镜像。在十二指肠降部见有微小颗粒状的扁平的隆起性病变。
b 靛胭脂染色像。
c NBI低倍放大像。WOS被增强。LBC（＋），OME（－），DP（－），DIP（－）。
d 切除标本的肉眼像。
e 组织病理像。具有杯状细胞、Paneth细胞和刷状缘的异型腺管密集增殖。
f 免疫组织化学染色像。CD10阳性。
g 免疫组织化学染色像。MUC2阳性。

个病变施行了术前活检，均被诊断为腺瘤。

胃肠混合型腺癌4例4个病变（**表4**，［**病例37～40**］）的年龄为63～74岁（平均68.0岁），其中男性3例、女性1例。幽门螺杆菌感染状态为曾感染2例、现症感染2例。内镜下胃黏膜萎缩程度为：C-1～C-2 1例，C-3～O-1 1例，O-2～O-3 2例。病变所在部位：十二指肠球部1个病变，降部的乳头口侧2个病变，降部的乳头肛侧1个病变。病变的长径为7～45 mm（平均19.3 mm）。肉眼分型均为0-Ⅰ型。表面性状为：微小颗粒状1个病变，多结节状1个病变，平滑型2个病变。色调均为发红，4个病变中有3个病变伴有白

色化。切除方法为：外科切除2个病变，EMR 2个病变。在术前活检中，2个病变被诊断为腺癌，2个病变被诊断为腺瘤。浸润深度均为M癌。

胃肠混合型肿瘤12个病变的所在部位为：十二指肠球部、降部的乳头口侧、降部的乳头肛侧各有4个病变（33.3%）。

3. 胃型肿瘤的临床病理学表现（表5）

胃型腺瘤16例16个病变（**表5**，［**病例41～56**］）的年龄为50～89岁（平均71.0岁），其中男性12例、女性4例。幽门螺杆菌感染状态为：16例中有4例未感染，10例曾感染，2例现症感染。内镜下胃黏膜萎缩程度为：无萎缩4例，C-1～C-2 2例，C-3～O-1 8

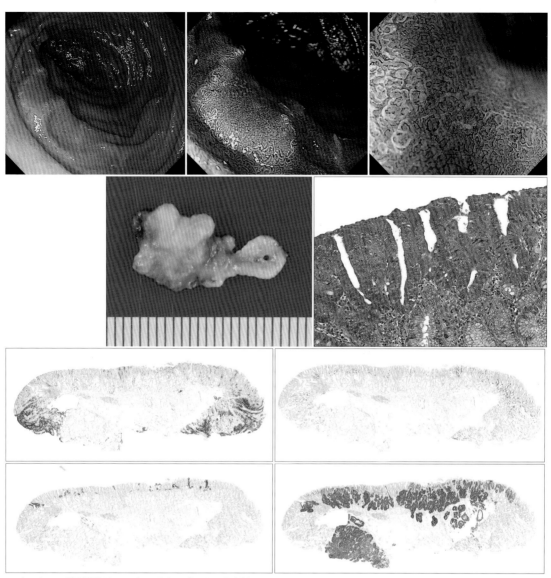

a	b	c
d		e
f		g
h		i

图2 胃肠混合型腺瘤（**表4**中的［病例35］）

a 常规内镜像。在十二指肠降部见有内部伴轻微凹陷的隆起性病变，边缘伴有白色化。

b NBI非放大像。在边缘见有WOS的沉积。

c NBI放大像。见有比较整齐的表面细微结构和伴有网状（network）的血管。LBC（－），OME（－），DP（－），DIP（－）。

d 切除标本的肉眼像。

e 组织病理像。伴有杯状细胞，呈中等程度细胞异型的上皮呈管状增殖。

f 免疫组织化学染色像。CD10阳性。

g 免疫组织化学染色像。MUC2部分阳性。

h 免疫组织化学染色像。MUC5AC部分阳性。

i 免疫组织化学染色像。MUC6部分阳性。

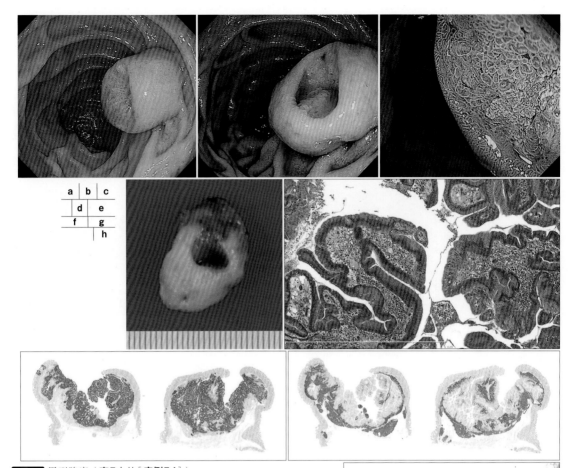

图3 胃型腺瘤（**表5**中的［**病例54**］）

a 常规内镜像。在十二指肠降部见有伴腺开口部样凹陷的SMT样隆起。
b 靛胭脂染色像。
c NBI放大像。在凹陷内观察到乳头状结构，一部分伴有WOS。LBC（－），OME（＋），DP（－），DIP（－）。
d 切除标本的肉眼像。
e 在表层见有呈向胃小凹上皮分化的细胞。有轻度的细胞异型，考虑是腺瘤。
f 免疫组织化学染色像。以表层为中心呈MUC5AC阳性。
g 免疫组织化学染色像。以深部为中心呈MUC6阳性。
h 对脂滴周围相关蛋白（adipophilin）的免疫染色像。表层的上皮细胞对adipophilin呈阳性。

例，O-2 ~ O-3 2例。病变部位为：十二指肠球部12个病变，降部的乳头口侧3个病变，降部的乳头肛侧1个病变。病变长径为3 ~ 50 mm（平均11.8 mm）。肉眼分型为：呈黏膜下肿瘤（submucosal tumor，SMT）样形态的（**图3，表5**中的［**病例54**］）有6个病变，0-Ⅰ型有10个病变。表面性状为：平滑型13个病变，分叶状、绒毛状、微小颗粒状各1个病变。色调方面，发红有10个病变，与周围黏膜色调相同的有6个病变。16例中有4例伴有白色化。切除方法，全部病例均为EMR。16个病变中有11个病变施行了术前活检，除因标本小而无法评估的1个病变外，有7个病变均提示可能是胃型肿瘤。另外，16个病变均在病变表层见有呈向胃小凹上皮分化的细胞。

NUMP 16 例 18 个 病 变（**表 5**，［**病 例**

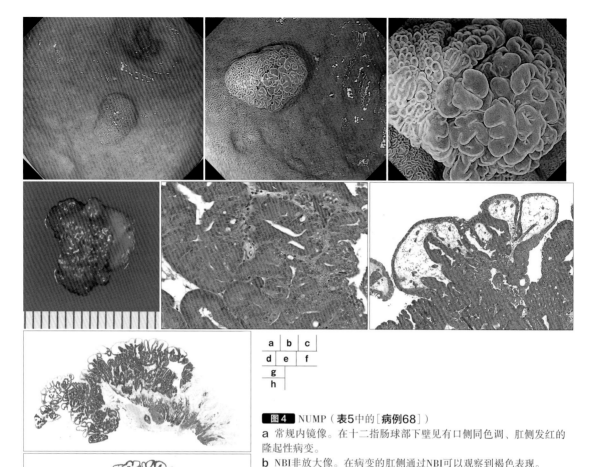

<table>
<tr><td>a</td><td>b</td><td>c</td></tr>
<tr><td>d</td><td>e</td><td>f</td></tr>
<tr><td colspan="3">g</td></tr>
<tr><td colspan="3">h</td></tr>
</table>

图4 NUMP（表5中的［病例68］）

a 常规内镜像。在十二指肠球部下壁见有口侧同色调、肛侧发红的隆起性病变。

b NBI非放大像。在病变的肛侧通过NBI可以观察到褐色表现。

c NBI放大像。在病变的口侧见有乳头状，肛侧见有窝间部开大和高密度结构（dense pattern）。LBC（−），OME（＋），DP（＋），DIP（＋）。

d 切除标本的肉眼像。

e 组织病理像。胃型的肿瘤细胞呈复杂的管状结构增殖。

f 组织病理像。表层的间质呈水肿样扩大。

g 免疫组织化学染色像。以表层为中心呈MUC5AC阳性。

h 免疫组织化学染色像。以深部为中心呈MUC6阳性。

46，病例57～71］）的年龄为60～89岁（平均71.9岁），其中男性13例、女性3例。幽门螺杆菌感染状态为：未感染3例，曾感染12例，现症感染1例。内镜下胃黏膜萎缩程度为：无萎缩3例，C1～C2 5例，C−3～O−1 4例，O−2～O−3 4例。病变部位为：十二指肠球部14个病变，降部的乳头口侧4个病变。病变长径为3～55 mm（平均10.8 mm）。肉眼分型，呈SMT样形态的有13个病变，0−Ⅰ型有4个病变（图4，表5中的［病例68］），0−Ⅱ型有1个病变。表面性状为：平滑型17个病变，绒毛状1个病变。色调方面，发红的有13个病变，与周围黏膜同色的有5个病变。18个病变中有2个病变伴有白色化。切除方法为：外科切除1个病变，EMR 16个病变，ESD 1个病变。18个病变中有14个病变施行了术前活检，除1个病变因标本小而无法评估外，提示其余的13个病变全例均有可能为胃型肿瘤。另外，18个病变中在17个病变的表层见有呈向胃小凹上皮分化的细胞。

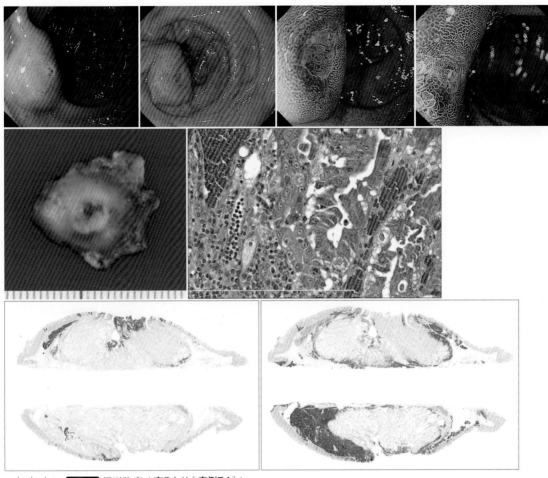

a	b	c	d
e		f	
	g		h

图5 胃型腺癌（**表5**中的［**病例74**］）

a 常规内镜像。在十二指肠降部见有伴腺开口部样凹陷的SMT样隆起。

b 活检诊断后的常规内镜像。

c、d NBI放大像。在凹陷内可以观察到乳头状结构。LBC（－），OME（＋），DP（＋），DIP（＋）。

e 切除标本的肉眼像。

f 组织病理像。见有细胞异型明显的腺的增殖，相当于腺癌。

g 免疫组织化学染色像。在开口部的表层呈MUC5AC阳性。

h 免疫组织化学染色像。以深部为主，部分呈MUC6阳性。

胃型腺癌3例3个病变（**表5**，［**病例72～74**］）的年龄分别为82岁、73岁和78岁，3例均为男性。幽门螺杆菌感染状态为：未感染1例，曾感染2例。内镜下胃黏膜萎缩程度为：无萎缩、C-3～O-1、O-2～O-3各1例。病变部位为：十二指肠球部2个病变，降部的乳头肛侧1个病变。病变长径分别为10 mm、9 mm和20 mm。肉眼分型为呈SMT样形态的（**图5**，**表5**中的［**病例74**］）、0-Ⅰ型、0-Ⅱ型各有1个病变。表面性状为平滑型2个病变、

绒毛状1个病变。色调均为发红，未见白色化。切除方法为ESD 2个病变、EMR 1个病变。均施行了术前活检，3个病变均被指出有可能为胃型肿瘤。浸润深度方面，SM浸润2个病变，M癌1个病变。3个病变中的2个病变中见有呈向胃小凹上皮分化的细胞。

当把以上的胃型肿瘤37个病变根据优势表型分类时，被分类为MUC5AC优势型［小凹型（foveolar type）］17例（腺瘤10个病变、NUMP 7个病变）、MUC6优势型［幽门腺型

表6 所经治胃型肿瘤根据优势表型的分类

	MUC5AC	MUC6	不能分类型
胃型腺瘤（n=16）	10	6	0
NUMP（n=18）	7	11	0
胃型腺癌（n=3）	0	1	2
存在部位			
球部	12（70.6%）	15（83.3%）	1
降部近端	5（29.4%）	3（16.7%）	0
降部远端	0	0	1
水平部	0	0	0
肉眼分型			
0-Ⅰ型	10（58.8%）	5（27.8%）	0
0-Ⅱ型	0	1（5.6%）	1
SMT样	7（41.2%）	12（66.7%）	1
色调			
同色	7（41.2%）	4（22.2%）	0
发红	10（58.8%）	14（77.8%）	2
变白	4（23.5%）	2（11.1%）	0

表7 所经治十二指肠腺瘤和腺癌的比较

	肠型肿瘤（28例32个病变）腺瘤29个病变 腺癌3个病变	胃肠混合型肿瘤（12例12个病变）腺瘤9个病变 腺癌3个病变	胃型肿瘤（34例37个病变）腺瘤16个病变 NUMP18个病变 腺癌3个病变
平均年龄±标准差	64.8±12.0	65.6±5.38	71.5±7.95
性别（男∶女）	19∶9	10∶2	27∶7
平均肿瘤长径±标准差	11.7±13.0	12.4±11.3	11.3±11.0
存在部位			
球部	4（12.5%）	4（33.3%）	28（75.7%）
降部的乳头口侧	13（40.6%）	4（33.3%）	7（18.9%）
降部的乳头肛侧	13（40.6%）	4（33.3%）	2（5.4%）
水平部	2（6.3%）	0（0%）	0（0%）
肉眼分型			
0-Ⅰ型	10（31.3%）	6（50.0%）	15（40.5%）
0-Ⅱ型	22（68.8%）	6（50.0%）	2（5.4%）
SMT样	0（0%）	0（0%）	20（54.1%）
色调			
白色	7（21.9%）	1（8.3%）	0（0%）
同色	0（0%）	2（16.7%）	11（29.7%）
发红	25（78.1%）	9（75.0%）	26（70.3%）
变白	30（93.8%）	10（83.3%）	6（16.2%）

表8 所经治肠型肿瘤和胃型肿瘤的NBI联合放大观察表现的比较

	肠型肿瘤（n=25）	胃型肿瘤（n=36）	P值
LBC（+∶−）	（15∶10）	（0∶36）	<0.0001
OME（+∶−）	（1∶24）	（19∶17）	<0.0001
DP（+∶−）	（3∶22）	（11∶25）	<0.12
DIP（+∶−）	（1∶24）	（19∶17）	<0.0001

（pyloric gland type）] 18例（腺瘤6个病变、NUMP 11个病变、腺癌1个病变）和无法分类型2例（腺癌2个病变）（**表6**）。当比较其病变部位和内镜表现时，发现病变部位没有太大差异，但在肉眼分型方面，在MUC5AC优势型Ⅰ型较多（58.8%），而在MUC6优势型则是呈SMT样的病例较多（66.7%）。

4. 肠型肿瘤、胃肠混合型肿瘤、胃型肿瘤的临床表现和内镜表现的比较（表7）

将**表3~表5**所示的肠型肿瘤、胃肠混合型肿瘤和胃型肿瘤的临床表现和内镜表现汇总于**表7**中进行了比较，发现均以高龄男性居多，平均肿瘤长径在11~12 mm。胃型肿瘤与肠型肿瘤和胃肠混合型肿瘤相比，病变多见于十二指肠球部（75.7%）、降部的乳头口侧（18.9%）和十二指肠近端。另外，虽然色调上未见差异，但肉眼分型方面，在肠型肿瘤和胃肠混合型肿瘤未见SMT样隆起，而在胃型肿瘤见有SMT样隆起的比例为54.1%，见有白色化的比例为16.2%，与肠型肿瘤和胃肠混合型肿瘤相比，比例较低。

5. 肠型肿瘤和胃型肿瘤的NBI联合放大内镜表现的比较（表8）

在肠型肿瘤25个病变和胃型肿瘤36个

表9 根据十二指肠肿瘤的黏液表型报道的病例

报道者	报道年	病例数	肠型肿瘤	胃肠混合型肿瘤	胃型肿瘤
Mitsuishi等	2017	110	98（89.1%）		12（10.9%）
Toba等	2018	138	64（46.4%）	69（50.0%）	5（3.6%）
Yoshida等	2019	125	97（77.6%）		28（22.4%）

病变施行了NBI联合放大观察。在肠型肿瘤25个病变中，60.0%（15个病变/25个病变）见有LBC，4.0%（1个病变/25个病变）见有OME，12.0%（3个病变/25个病变）见有DP，4.0%（1个病变/25个病变）见有DIP。在胃型肿瘤36个病变中，0%（0个病变/36个病变）见有LBC，52.8%（19个病变/36个病变）见有OME，30.6%（11个病变/36个病变）见有DP，52.8%（19个病变/36个病变）见有DIP。LBC、OME和DIP分别见有显著性差异（**表8**）。

讨论

近年来，在人们认识到一直被认为是以肠型表型为主的十二指肠非乳头区腺瘤中存在不少呈胃型表型的病变的同时，也关注在十二指肠非乳头区腺癌中也存在以肠型表型为主的病变和以胃型表型为主的病变，并提示以胃型表型为主的腺癌可能具有更高的恶性程度等，基于表型的分类的重要性正在逐步得到阐明。在根据十二指肠腺瘤或腺癌的黏液表型进行分类的多数病例（100例以上）的报道中，肠型肿瘤占46.4%～89.1%，胃型肿瘤占3.6%～22.4%（**表9**）。在本研究中，肠型肿瘤为32个病变，胃肠混合型肿瘤为12个病变，胃型肿瘤为37个病变，虽然胃型肿瘤的比例比以前报道的要高，但认为有在本科室对不少80岁以上的高龄典型肠型腺瘤病例进行随访观察，以及在活检中怀疑是胃型肿瘤的情况下积极地施行内镜切除等因素的影响。

据报道，作为肠型腺瘤/腺癌的临床特征有：多见于高龄男性、与十二指肠球部相比更

好发于降部、多数呈平坦隆起型的肉眼分型等，在本研究中也是同样（**表7**）。另外，还有报道称，在病变的表面高比例（89.7%～100%）伴有白色化，关注白色化这一点有助于肠型为主体病变的发现诊断。在所经治的病例中，肠型肿瘤32个病变中的30个病变（93.8%）和胃肠混合型肿瘤12个病变中的10个病变（83.3%）在病变的全部或部分见有白色化。像这样，关注伴有白色化的平坦隆起可能有助于肠型腺瘤/腺癌的发现诊断。

关于在肠型腺瘤/腺癌的诊断中是否应该施行术前活检，有两个问题：第一个问题是，十二指肠的肠壁比较薄，而且由于胰液和胆汁直接暴露的影响，特别是对于平坦型病变较多的肠型肿瘤，通过活检很容易发生黏膜下层的纤维化，成为内镜切除的障碍；第二个问题是，与以前相比，通过术前的活检标本往往难以在组织病理学上鉴别诊断低度异型腺瘤和高度异型腺瘤，或高度异型腺瘤和腺癌，对于考虑内镜切除的浅表型肠型腺瘤/腺癌，不施行活检而以诊断为目的施行内镜切除是选项之一。另一方面，Kakushima等报道，对于需要外科切除的病变，通过内镜诊断加上活检，对腺癌的诊断灵敏度达到了88%，在认为内镜治疗困难的情况下有必要根据需要施行活检。

在关于胃型肿瘤的过去的报道中指出：与肠型肿瘤一样多见于高龄男性；与肠型肿瘤相比，病变更好发于十二指肠球部；关于肉眼分型方面，比起平坦隆起型来，隆起型（O-Ⅰ型）或SMT样隆起型更多，在本研究中也呈同样的趋势。肠型肿瘤的32个病变中仅有17个病变见于Vater乳头的口腔侧（十二指肠球部＋降

部乳头的口侧），而胃型肿瘤的 37 个病变中有 35 个病变见于 Vater 乳头的口侧，这反映了胃型肿瘤多发于 Brunner 腺密集存在的十二指肠近端的特征。另外，在肠型肿瘤高比例见有的白色化在胃型肿瘤中出现的比例较低，在所经治病例 37 个病变中仅有 6 个病变（16.2%）见有白色化。

另外，Akazawa 等报道，作为胃型肿瘤的 NBI 联合放大内镜表现的特征，未观察到 LBC，DP 和 DIP 的比例与肠型肿瘤相比明显较高。在本研究中，LBC 在肠型肿瘤显著性增多，而 DP 未见显著性差异，但 OME 和 DIP 在胃型肿瘤中显著性增多（表 8）。因此，NBI 联合放大观察可能有助于胃型肿瘤和肠型肿瘤的鉴别。希望今后能通过更多的病例进行研究。

在本研究中，根据胃型标志物（MUC5AC、MUC6）的优势表型将胃型肿瘤进行了细分。在 MUC5AC 优势的胃型肿瘤中，肉眼分型为 0–Ⅰ型稍多（58.8%）；在 MUC6 为优势的胃型肿瘤中，肉眼分型有 SMT 样隆起较多的趋势（66.7%，表 6）。在 MUC5AC 优势的胃型肿瘤中，有可能表层小凹上皮与形态有关；在 MUC6 优势的胃型肿瘤中，有可能以黏膜下层为主体的 Brunner 腺（MUC6 阳性）与形态有关。

胃型肿瘤多表现为隆起型和 SMT 样隆起，但在其表层组织病理学上多见有呈向胃小凹上皮分化的细胞，多具有区域性。在本研究中，在胃型肿瘤 37 个病变中的 35 个病变（94.6%）的表层见有组织病理学上呈向胃小凹上皮分化的细胞；关于未见呈向胃小凹上皮分化的细胞的 2 个病变，其共同点均为绒毛状结构明显。着眼于隆起性病变表层的胃小凹上皮区域有可能有助于胃型肿瘤的内镜诊断，但呈胃型表型的肿瘤样病变有时也同样会呈现弧立性的隆起型和 SMT 样隆起，在其表层多见有呈岛状～面状的胃小凹上皮化生。像这样，在球部附近的十二指肠近端见有弧立性的隆起、在病变的表面能够确认胃小凹上皮样区域的情况下，可在胃型肿瘤和伴有异位性胃型上皮的肿瘤样病变中进行鉴别。

目前，虽然胃型肿瘤和伴有异位性胃型上皮的肿瘤样病变的内镜鉴别还不容易，但有报道指出，在源于 Brunner 腺的癌中，在 SMT 样隆起的顶部伴有凹陷是特征性的。在本研究中，在呈 SMT 样隆起的胃型肿瘤 20 个病变中的 18 个病变（90.0%）在隆起顶部见有腺开口样凹陷和凹陷面，因此着眼于 SMT 样隆起顶部的凹陷的有无可能有助于胃型肿瘤的发现和与肿瘤样病变之间的鉴别。

另外，在笔者等以前的报道中，通过术前活检提示在 17 例中有 13 例（76.5%）可能是胃型肿瘤，报道了可以鉴别胃型肿瘤和呈胃型表型的肿瘤样病变的可能性，但在本研究中，术前施行了活检的胃型肿瘤 28 个病变中，除去因标本过小而无法评估的 2 个病变外，提示 26 个病变中有 23 例（88.5%）可能是胃型肿瘤。此外，在本研究中，没有发现术前活检所导致的纤维化影响之后的内镜切除的病例，认为对于隆起形态明显的胃型肿瘤／肿瘤样病变，如果从隆起的顶部取材活检的话，有可能避免黏膜下层的纤维化。另一方面，虽然在初次活检时未被诊断为胃型肿瘤，但通过 1 年后的再次活检怀疑为胃型肿瘤而施行内镜切除的结果，见有被诊断为胃型腺癌的病例（图 5，表 5 中的 [病例 74]），有必要慎重地探讨随访和复查的必要性。

需要与胃型肿瘤相鉴别的肿瘤样病变的内镜表现（所经治的病例）如图 6 所示。3 个病变均根据术前活检，图 6a 诊断为小凹上皮化生，图 6b 诊断为小凹上皮型增生性息肉，图 6c 诊断为 Brunner 腺增生。认为从形态上都不能否定胃型肿瘤的可能性，通过 EMR 进行了切除，在组织病理学上分别确定诊断图 6a 为异位胃黏膜，图 6b 为小凹上皮型增生性息肉，图 6c 为 Brunner 腺增生。虽然只是根据少数病例的经验，但提示在与胃型肿瘤的鉴别方面，活检诊断可能有用。另外，Yoshida 等指出，在肠型肿瘤，随着病变径的增大患癌率也增高，

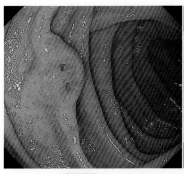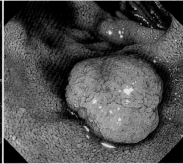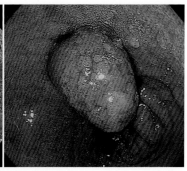

a | b | c　**图6** 十二指肠肿瘤样病变的内镜像（所经治病例）
　a 异位胃黏膜。
　b 小凹上皮型增生性息肉。
　c Brunner腺增生。

在长径 31 mm 以上的病变中癌所占的比例高；而在胃型肿瘤，大小与患癌率不相关，也有不少是长径 10 mm 以下的癌，因此认为在怀疑是胃型肿瘤的情况下，有必要积极考虑内镜切除。

在本研究中，以所经治的十二指肠肠型肿瘤、胃肠混合型肿瘤、胃型肿瘤为对象，主要研究了其内镜诊断。着眼于十二指肠降部附近的伴有白色化的平坦型隆起有助于肠型肿瘤的发现，而着眼于十二指肠球部附近的较高隆起性病变表层的胃小凹上皮样的区域，如果有 SMT 样隆起的话则着眼于顶部的凹陷，可能有助于胃型肿瘤的发现。在以内镜切除为前提的情况下，因为肠型肿瘤多为平坦型病变，由于活检容易发生纤维化和活检的正诊率低，因此不施行活检而进行内镜切除是一种选择。另一方面，也有报道称肠型肿瘤随病变径增大而患癌率增高，对超高龄病例和并发症风险高的病例进行随访观察，在见有增大趋势时考虑切除，这也可能是一种选择。另一方面，对于胃型肿瘤，即使包括 NBI 联合放大观察在内，也有很多病例难以与肿瘤样病变进行内镜下鉴别。另外，病变的高度高，有时通过活检引起纤维化的风险低，加上通过活检的评估很有可能有用。由于有胃型肿瘤即使是微小的病变也有癌变的报道，所以认为对于活检怀疑是胃型肿瘤的病变有必要积极地进行治疗。

结语

笔者等以所经治的十二指肠肠型肿瘤、胃肠混合型肿瘤、胃型肿瘤为对象，从内镜诊断的角度研究了其临床病理学表现。希望今后通过对更多病例的研究，进一步阐明前述疾病的临床病理学特征，确立明确的诊疗指南。

参考文献
[1]九嶋亮治．十二指腸非乳頭部における腫瘍様病変と腫瘍の組織発生．日消誌 115: 160–167, 2018.
[2]平田敬，蔵原晃一，大城由美．他．十二指腸非乳頭部上皮性腫瘍と腫瘍様病変の内視鏡所見—内視鏡の鑑別診断を含めて．胃と腸 54: 1103–1120, 2019.
[3]八尾隆史，椛島章，上月俊夫，他．胃型分化型腺癌—新しい抗体を用いた免疫染色による癌の形質判定．胃と腸 34: 477–485, 1999.
[4]Hida R, Yamamoto H, Hirahashi M, et al. Duodenal neoplasms of gastric phenotype: an immunohistochemical and genetic study with a practical approach to the classification. Am J Surg Pathol 41: 343–353, 2017.
[5]Kimura K, Takemoto T. An endoscopic recognition of the atrophic border and its significance in chronic gastritis. Endoscopy 1: 87–97, 1969.
[6]佐藤貴一．ヘリコバクター・ピロリ感染胃炎の診断における内視鏡検査の重要性．Helicobacter Res 17: 527–530, 2013.
[7]Yagi K, Nakamura A, Sekine A. Characteristic endoscopic and magnified endoscopic findings in the normal stomach without *Helicobacter pylori* infection. J Gastroenterol Hepatol 17: 39–45, 2002.
[8]日本胃癌学会（編）．胃癌取扱い規約，第15版．金原出版，2017.
[9]大腸癌研究会（編）．大腸癌取扱い規約，第9版．金原出版，2018.
[10]Akazawa Y, Ueyama H, Tsuyama S, et al. Endoscopic and clinicopathological features of superficial non-ampullary duodenal tumor based on the mucin phenotypes. Digestion

102: 663–670, 2021.

[11]Mitsuishi T, Hamatani S, Hirooka S, et al. Clinicopathological characteristics of duodenal epithelial neoplasms: Focus on tumors with a gastric mucin phenotype (pyloric gland–type tumors). PLoS One 12: e0174985, 2017.

[12]Toba T, Inoshita N, Kaise M, et al. Clinicopathological features of superficial non–ampurally duodenal epithelial tumor ; gastric phenotype of histology correlates to higher malignant potency. J Gastroenterol 53: 64–70, 2018.

[13]Yoshida M, Shimoda T, Abe M, et al. Clinicopathological characteristics of non–ampullary duodenal tumors and their phenotypic classification. Pathol Int 69: 398–406, 2019.

[14]遠藤昌樹, 松本主之, 菅井有. 十二指腸腫瘍の診断と治療. Gastroenterol Endosc 56: 3763–3774, 2014.

[15]Kinoshita S, Nishizawa T, Ochiai Y, et al. Accuracy of biopsy for the preoperative diagnosis of superficial nonampullary duodenal adenocarcinoma. Gastrointest Endosc 86: 329–332, 2017.

[16]Kakushima N, Kanemoto H, Sasaki K, et al. Endoscopic and biopsy diagnoses of superficial, nonampullary, duodenal adenocarcinomas. World J Gastroenterol 21: 5560–5567, 2015.

[17]蔵原晃一. 十二指腸腺腫・癌（非乳頭部）の診断と治療―最近の動向. 胃と腸 51: 1515–1518, 2016.

[18]菊池英純, 羽賀敏博, 三上達也, 他. 3年の経過にて胃腺窩上皮化生を呈した十二指腸Brunner腺過誤腫の1例. 胃と腸 53: 255–257, 2018.

[19]Sakurai T, Sakashita H, Honjo G, et al. Gastric foveolar metaplasia with dysplastic changes Brunner gland hyperplasia: possible precursor lesions for Brunner gland adenocarcinoma. Am J Surg Pathol 29: 1442–1448, 2005.

[20]平田敬, 蔵原晃一, 八板弘樹, 他. 十二指腸非腫瘍性病変の拡大観察. 胃と腸 54: 246–258, 2019.

[21]原田英, 蔵原晃一, 大城由美, 他. NBI併用拡大観察が有用であったBrunner腺由来の十二指腸癌の1例. 胃と腸 51: 1617–1625, 2016.

[22]服部行紀, 松原亜希子, 関根茂樹, 他. 十二指腸の腫瘍・腫瘍様病変の病理診断―腫瘍様上皮性病変とそれら由来の腫瘍の病理学的特徴. 胃と腸 46: 1596–1603, 2011.

[23]高橋誠, 浜田修二, 中村和彦, 他. 十二指腸の上皮性腫瘍の臨床診断と治療―Brunner腺由来の腺腫・癌の特徴. 胃と腸 46: 1619–1625, 2011.

Summary

Endoscopic Diagnosis of Non–ampullary Duodenal Adenomas and Adenocarcinoma

Ryosuke Kiyomori[1], Koichi Kurahara,
Yumi Oshiro[2], Takashi Hirata[1,3],
Koji Ikegami[1], Yuichi Hara,
Takamasa Yoshihara, Shinjiro Egashira,
Naonori Imoto, Yoko Minamikawa,
Takehiro Torisu[3]

Clinical and endoscopic findings of 74 patients with 81 lesions that were definitively diagnosed as non–ampullary duodenal adenoma/adenocarcinoma based on endoscopic or surgical histopathology in our department were retrospectively reviewed. Non–ampullary duodenal adenoma/adenocarcinoma classification by mucin phenotype included 32 intestinal–type tumor lesions of 28 patients (29 adenoma and 3 adenocarcinoma lesions), 12 mixed (intestinal–gastric) –type lesions of 12 patients (8 adenomas, 4 adenocarcinomas), and 37 gastric–type lesions of 34 patients (16 adenoma lesions, 18 neoplasms of uncertain malignant potential, and 3 adenocarcinoma lesions). The 32 intestinal–type tumors were classified macroscopically into 12 0–IIa type lesions (37.5%), 10 0–IIa＋IIc type lesions (31.3%), and 10 0–I type lesions (31.3%). The 12 mixed–type tumors were macroscopically classified into 4 0–IIa lesions (33.3%), 2 0–IIa＋IIc type lesions (16.7%), and 6 0–I type lesions (50%). The 37 gastric–type tumors were macroscopically classified into 20 submucosal tumor–like elevated lesions (54.0%) and 15 0–I type lesions (40.5%). Further, 40 of the 44 intestinal– and mixed–type tumors (90.9%) were observed to have whitened surface compared with only 6 of the 37 gastric–type lesions (16.2%). On the lesion surface of the gastric–type tumors, areas comprising MUC5AC–positive cells with gastric crypt epithelization were identified in 35 of 37 lesions (94.6%). Intestinal–type tumors were often whitened, relatively flat, surface–type lesions, whereas the gastric–type tumors were frequently observed as crypt epithelium sheet–like areas of relatively highly elevated lesions. It is not always easy to endoscopically differentiate between gastric–type tumors and tumor–like lesions with ectopic gastric–type epithelium. However, there have been no cases in which biopsy–linked fibrosis hampered an endoscopic resection owing to the abundance of lesions with an elevated aspect. The potential presence of tumorous lesions was noted in all patients who underwent biopsy ; thus, histopathological assessment by biopsy was considered effective for differentiating between tumor–like lesions and gastric–type tumors.

[1]Division of Gastroenterology, Matsuyama Red–cross Hospital, Matsuyama, Japan.

[2]Department of Pathology, Matsuyama Red–cross Hospital, Matsuyama, Japan.

[3]Departments of Medicine and Clinical Science, Graduate School of Medical Sciences, Kyushu University, Fukuoka, Japan.

十二指肠非乳头区肿瘤的长期随访

角嶋 直美[1]

广濑 崇

仓田 祥行

田中 仁

室井 航一

铃木 智彦

铃木 孝弘

飞田 惠美子

平井 惠子

柴田 宽幸

伊藤 信仁

古根 聪

古川 和宏

中村 正直

川嶋 启挥[2]

中黑 匡人[3]

摘要●虽然十二指肠非乳头区肿瘤的瘤径和组织学异型程度相关，但需要注意的是，因黏液表型的不同而恶性程度也有所不同。在具有肠型表型的十二指肠肿瘤中，瘤径在30 mm以内时腺瘤的比例较高；而在具有胃型表型的肿瘤中，即使瘤径在10 mm以下，癌的比例也较高。在十二指肠肿瘤的术前诊断中，重要的是根据发生部位、瘤径，以及通过白光观察、图像增强内镜（image-enhanced endoscopy）联合放大观察，进行综合诊断。10 mm以内的低度异型腺瘤可以随访观察2～3年，但随着CSP等简便、安全的内镜治疗法的出现，也有人认为可以趁着病变小的时候切除，以避免不必要的随访观察。

关键词　低度异型腺瘤　高度异型腺瘤　随访观察　浅表性十二指肠非乳头区上皮性肿瘤（SNADET）　黏液表型

[1] 名古屋大学大学院医学系研究科消化器内科学
　〒466-8550 名古屋市昭和区鹤舞町 65 番地　E-mail：n.kakushima@gmail.com
[2] 名古屋大学医学部附属病院光学医疗诊疗部
[3] 同　病理部

前言

随着上消化道内镜检查（esophagogastro-duodenoscopy，EGD）的普及，十二指肠癌发现率逐渐增加。在日本根据《关于推进癌症登记等的法律》，从 2016 年 1 月起开始进行全国癌症登记，在 2020 年报道了关于十二指肠非乳头区癌（non-ampullary duodenal carcinoma，NADC）的全国癌症登记数据。结果显示，日本人的 NADC 粗患病率为每年每 100 万人中有 23.7 人，与欧美相比比例较高。作为十二指肠癌发生的风险因素，已知有家族性腺瘤性息肉病（familial adenomatous polyposis，FAP）和 *MUTYH* 相关性息肉，但散发性病例的风险因素尚不是很清楚。另外，关于对散发性十二指肠腺瘤的治疗方针也尚未被确立。对于在检诊和住院体检中偶然发现的无症状腺瘤的处理，很令人纠结。在只有内镜下黏膜切除术（endoscopic mucosal resection，EMR）和内镜黏膜下剥离术（endoscopic submucosal dissection，ESD）的时候，对十二指肠腺瘤常常是采取无治疗随访观察的策略，但由于近年来侵袭性更小且更简便的切除法——冷圈套息肉切除术（cold snare polypectomy，CSP）和水浸辅助内镜下黏膜切除术（underwater EMR，UEMR），以及安全性更高的水压（water-pressure）法的ESD等治疗方法的引入，改变了对于十二指肠病变的治疗态势。在本文中，笔者将从散发性十二指肠非乳头区腺瘤发展到癌的长期随访观察的结果，对十二指肠非乳头区病变的诊断和治疗策略进行讨论。

诊断的策略

作为十二指肠癌的发生机制，一般认为存在与大肠癌一样通过腺瘤 – 癌途径（adenoma-carcinoma sequence）de novo 癌途径以及以胃小凹上皮化生和异位胃黏膜等为发生起源组织的途径。根据迄今为止的研究，人们已经了解到浅表性十二指肠非乳头区上皮性肿瘤（superficial non-ampullary duodenal epithelial tumors，SNADET；指腺瘤及浅于黏膜下层的癌）与发生部位、恶性程度、黏液表型密切相关。也就是说，具有胃型表型的肿瘤恶性程度高，多发生于十二指肠乳头的口侧。据报道，在着眼于黏液表型和肿瘤大小的研究中发现，具有肠型表型的肿瘤瘤径在 30 mm 以内时腺瘤的比例较高，而具有胃型表型的肿瘤即使瘤径在 10 mm 以下，癌的比例也比较高。因此，在SNADET 的诊断中，除了病变的形态和瘤径外，还需要考虑发生部位。

作为在白光观察中怀疑 SNADET 的表现是，色调和黏膜花纹与周围黏膜不同，并且存在区域性。另外，报道称在窄带成像（narrow band imaging，NBI）联合放大观察中将表面结构分为小凹样（pit）、凹槽（groove）样和表面结构缺失（absent），结合病变的存在部位，有助于鉴别肿瘤和非肿瘤。在位于降部以深的病变，如果表面结构为 pit 或 absent，且为不规则的血管结构，则是 SNADET 的可能性较大。另一方面，在球部病变和表面结构呈 groove 的病变中存在较多难以与非肿瘤相鉴别的病变。

在十二指肠常见的 Brunner 腺增生，发生于球部 ~ 乳头附近，为正色调 ~ 浅红色调，呈无蒂、亚蒂或有蒂性，呈黏膜下肿瘤（submucosal tumor，SMT）样形态。有时活检钳触碰质软而变形，还会有排出黏液的开口部，有很多是容易诊断的病变，但有增大趋势的病变和有凹陷面的病变则需要注意。由于在 Brunner 腺的糜烂或溃疡后伴随着再生性变化而发生小凹上皮化生，所以在 Brunner 腺增生灶的表面多可以观察到小凹上皮化生。

[病例1] 笔者等经治过 1 例内镜下诊断为 Brunner 腺增生，经过 14 年随访观察后切除的黏膜下浸润癌病例（图1，图2）。初次发现时，病变是位于降部乳头对侧的 18 mm 大小、表面平滑的亚蒂性病变，尽管局部存在浅凹陷，但观察到表面似被非肿瘤黏膜所覆盖（图1a）。因为从凹陷部取材的第一次活检只见有炎性变化，内镜下诊断为 Brunner 腺增生，采取随访观察的方针。

此后每年都进行内镜观察和活检，在随访中仅有一次检查出异型腺管（图1b），而在以后的活检中只见有炎症性变化，随访了 14 年。作为内镜表现，尽管病变大小无明显变化，但凹陷部逐渐变得清晰，隆起整体为变形的形态，逐渐呈现出紧绷感（图1c ~ e）。在最终活检中诊断为胃型腺瘤（图1f），在施行内镜切除后，诊断为以黏膜下层为主体的高分化型腺癌（脉管侵袭阴性）。肿瘤为 MUC5AC、MUC6 阳性（图2e、f），CDX2 阴性（图2d），诊断为胃型腺癌。由于患者为高龄且并存其他疾病，未施行追加外科手术而在随访观察中，所幸在 2.5 年随访时无复发。

当比较活检组织病理像及切除标本放大像时，从早期可能就存在伴有异型的小凹上皮，但由于在活检中仅检出了一次，且在随访中未进行过凹陷部的放大观察，长期作为 Brunner 腺增生进行随访观察，或许可以尝试采用 NBI 的靶向活检。在胃型表型肿瘤的活检诊断中，由于肿瘤样病变和肿瘤之间的鉴别有时不是很

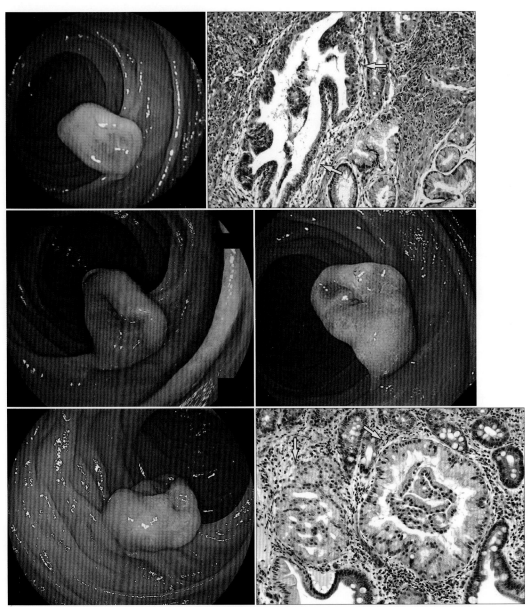

a	b
c	d
e	f

图1 ［**病例1**］诊断为Brunner腺增生，随访观察14年后切除，结果为黏膜下浸润癌的病例

a 初次发现时的常规内镜像。癌肿为18 mm左右、表面平滑的亚蒂性病变，被非肿瘤黏膜所覆盖，局部见有发红的凹陷。

b 从发红凹陷处取材的第二次活检组织放大像。背景是炎症细胞浸润和纤维增生明显的组织，除了无明显变化的腺上皮外，还在一部分见有结构紊乱、核肿大的腺管（黄色箭头所指）。由于很难判断是肿瘤性还是炎症所引起的上皮的异型，只能作为异型腺管指出。

c 4年后的常规内镜像。

d 9年后的常规内镜像。

e 14年后的常规内镜像。从不同年份的常规内镜像来看，病变逐渐增大，变得呈现出紧绷感和变形的形态。

f 14年后的活检组织放大像。可以观察到与周围正常的小凹上皮明显性状不同的异型腺管（黄色箭头所指）。胞体比较明亮，类似于胃的小凹上皮，呈不规则性分支。核小体也清晰，诊断为胃型腺瘤。

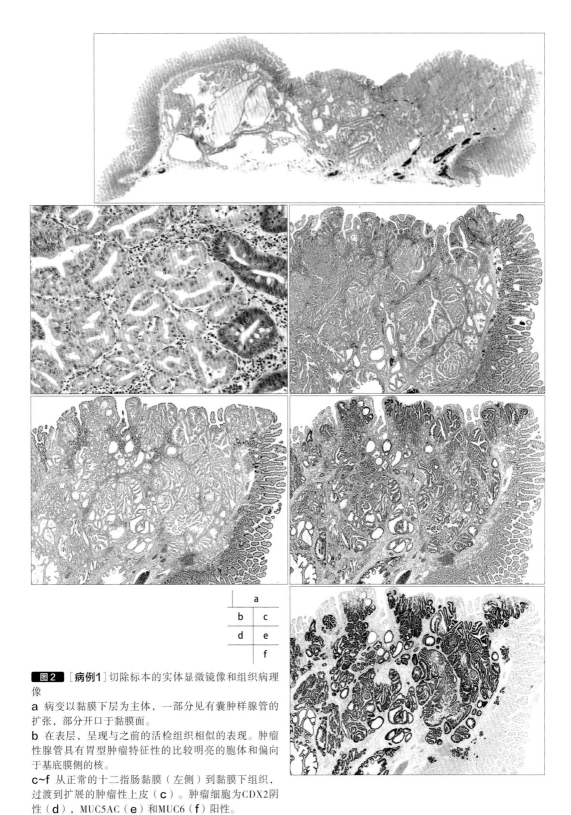

图2 ［**病例1**］切除标本的实体显微镜像和组织病理像

a 病变以黏膜下层为主体，一部分见有囊肿样腺管的扩张，部分开口于黏膜面。

b 在表层，呈现与之前的活检组织相似的表现。肿瘤性腺管具有胃型肿瘤特征性的比较明亮的胞体和偏向于基底膜侧的核。

c~f 从正常的十二指肠黏膜（左侧）到黏膜下组织，过渡到扩展的肿瘤性上皮（**c**）。肿瘤细胞为CDX2阴性（**d**），MUC5AC（**e**）和MUC6（**f**）阳性。

容易，所以对可疑的病例尤其需要进行认真仔细的随访观察。

1. 具有异型/肠型表型的病变的临床特征

通过内镜表现或许可以预测黏液表型。据报道，除肿瘤的存在部位以外，具有胃型表型的病变多为有蒂性或发红的、呈分叶状或颗粒状的病变；在NBI表现中，多可见椭圆形边缘上皮（ovalshaped marginal epithelium）、高密度结构、窝间部开大；在结晶紫染色中多见有松果（pinecone）样花纹。另外，具有肠型表型的病变，在NBI表现中多可以观察到亮蓝嵴（light blue crest，LBC）和白色不透光物质（white opaque substance，WOS）。由于在日常临床中很难用活检材料进行免疫组织化学染色，所以认为通过内镜捕捉能够观察到的特征性表现，在一定程度上有助于黏液表型的预测。

2. 低度异型腺瘤和高度异型腺瘤/腺癌的鉴别

通过活检进行的高度异型腺瘤（high-grade atypia，HGA）或腺癌的正诊率为67%~74%，并不是很高。报道有对十二指肠降部~水平部的全周性病变（活检诊断为腺瘤）进行随访观察6年后切除，最终发现是伴有淋巴结转移的晚期癌的病例。因为从第一次发现病变时开始，经过多次活检都只检出了腺瘤，即使在切除的病变中，存在癌的也只是局部很小的一部分，因此早期癌的诊断很困难。笔者认为，由于肿瘤的不均一性、多样性和采样误差（sampling error）等，应该经常考虑到活检处可能没有反映该病变异型最严重的部位。因此，通过内镜观察进行诊断也非常重要。据报道，在通过内镜观察进行低度异型腺瘤（low-grade atypia，LGA）和HGA/癌的鉴别诊断中，白光观察的正诊率为63%~86%，NBI等影像增强内镜（image enhancement endoscopy，IEE）观察的正诊率为72%~87%，把两者结合起来正诊率为65%~92%。在白光观察中，如果病变的形态（隆起、凹陷或复合型）为隆起型，需要重点观察分叶结构的有无、分叶的不均一、色调（与周围黏膜相比是发红、褪色、

正常色还是均一的色调）、绒毛的白色化及病变大小。凹陷的病变、发红的病变、不光泽且伴不均一凹凸的病变、瘤径在5 mm以上并以发红为主体的病变多为HGA以上。

NBI中，如果绒毛的白色化不均一，出现在边缘或局部的情况下则很有可能是HGA。另外，据报道作为HGA/癌的特征性表现，除了不清晰的细微黏膜结构和粗大的绒毛样结构及不规则的微血管结构表现之外，在病变内还可以观察到多种NBI表现。对于黏膜较薄的十二指肠，因为活检会引起纤维化，使得此后的内镜切除变得困难，因此在HGA/癌的诊断中，最好是进行白光观察及IEE观察。在此基础上，对于有可能是外科治疗适应证的病变，通过内镜观察确定异型最明显的部位，进行靶向活检，可以提高活检诊断的精度（**图3**）。

治疗的策略

在SNADET中，可以进行随访观察的病变是什么样的病变呢？Okada等报道，中位观察期间约2.5年的随访观察病例中，在首次活检中被诊断为低异型度（low grade dysplasia，LGD）的43个病变中，有77%未发现形态变化。多数是白色、表面平滑、瘤径为10 mm以内的病变。还有报道称，在首次诊断中为长径20 mm以上或位于十二指肠乳头口侧的长径10~19 mm的LGD，在此后的随访观察中病变增大或恶性程度增高。在本科室对发现并随访观察3年以上（平均8年，3~18年）后切除的20例SNADET的研究中，所有病例的首次活检诊断均为LGA。最终病理诊断有6例为HGA，9例为癌（黏膜内癌8例、黏膜下浸润癌1例）。最终病理诊断仍为LGA的5例的初次瘤径除1例外均小于10 mm。根据以上结果，笔者认为如果是10 mm以内的LGA，可以选择随访观察。另外，在色调为均一的白色或在NBI中见有均一的WOS的情况下，很可能是肠型表型的病变，急剧增大和恶性化的可能性较低。作为随访观察的时间间隔，虽然没

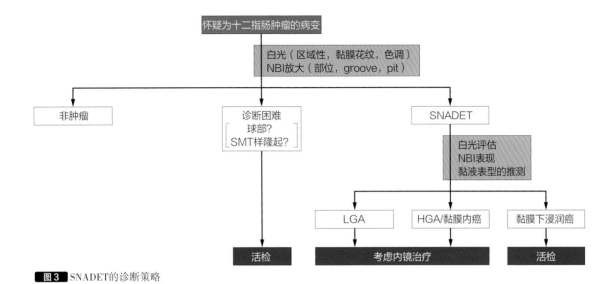

┌─────────────────────────────┐
│ 怀疑为十二指肠肿瘤的病变 │
└─────────────────────────────┘

┌───────────────────────────────────┐
│ 白光（区域性，黏膜花纹，色调）│
│ NBI放大（部位，groove，pit）│
└───────────────────────────────────┘

非肿瘤　　　诊断困难　　　SNADET
　　　　　　球部?
　　　　　　SMT样隆起?

┌─────────────────┐
│ 白光评估 │
│ NBI表现 │
│ 黏液表型的推测 │
└─────────────────┘

LGA　　　HGA/黏膜内癌　　　黏膜下浸润癌

活检　　　考虑内镜治疗　　　活检

图3 SNADET的诊断策略

有特别的规定，但多为每年进行一次。在随访观察中，如出现发红的区域、凹陷和凹凸以及见有瘤径增大的情况，应再次进行详细检查并考虑切除。

选择治疗方法时，术前诊断（LGA 或 HGA/癌）、瘤径、病变部位及内镜的操作性是重要的考虑因素。对于术前诊断为 10 mm 以下的 LGA 病变，认为 CSP 是简便且很合适的治疗方法。对于瘤径超过 10 mm 或有可能是 HGA/癌的病变，为了根治性的判断最好选择进行整块切除。日本国内十二指肠病变大小为 9 ~ 13 mm 时 EMR 整块切除率为 66% ~ 95%，局部复发率为 1.5% ~ 3.6%；十二指肠病变大小为 13 ~ 27 mm 时 ESD 整块切除率为 98% ~ 100%，复发率为 0。报道的偶发性并发症的发生率：术后出血发生率在 EMR 术后为 5% ~ 15%，ESD 术后为 0 ~ 18%；穿孔率在 EMR 术后为 0 ~ 5%，ESD 术后为 9% ~ 39%。因此，笔者认为，考虑到风险收益比时，对于 20 mm 以内的病变最好选择包括 UEMR 在内的 EMR，超过 20 mm 的病变最好选择 ESD；超过 30 mm 的病变不拘泥于内镜切除，根据病变的部位、位置、内镜的操作性等应该考虑施行腹腔镜和内镜联合手术（laparoscopy and endoscopy cooperative surgery，LECS）和外科切除（**图4**）。

结语

虽然关于 SNADET 的内镜治疗后长期随访的报道还很少，但有报道指出局部复发仅限于来自分割切除和切缘阳性的病例，十二指肠癌导致死亡的病例为黏膜下浸润病例。文献报道，十二指肠癌的预后决定因素是有无淋巴结转移，在外科手术病例，各期癌的 5 年生存率分别为Ⅰ期 100%、Ⅱ期 52%、Ⅲ期 45%、Ⅳ期 0%。如果是黏膜内癌的话，由于淋巴结转移的风险极低，一般认为通过在腺瘤和黏膜内癌期间进行局部切除，可以避免胰十二指肠切除等高侵袭性治疗。最好是通过内镜诊断来进行 LGA 和 HGA/癌的鉴别，在有可能是 HGA/癌的情况下，尽可能趁着瘤径还小的时候选择可以安全地进行整块切除的方法。特别是对存在于十二指肠球部~乳头口侧的发红的病变，要分析是否有胃型表型病变的可能性，包括 IEE 联合 ME 在内的内镜观察是很重要的。

另外，由于一般认为小于 10 mm 的 LGA 在 2 ~ 3 年不会发生明显的变化，所以对高龄和并存其他疾病的患者也可以选择随访观察，

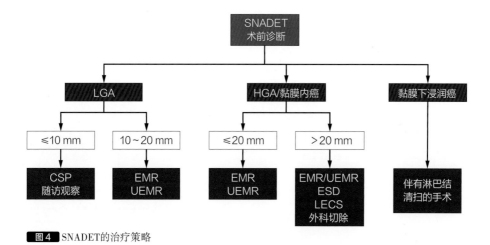

图4 SNADET的治疗策略

但如果患者能够耐受内镜治疗的话，趁着病变小的时候采用CSP切除，避免不必要的随访观察，或许也是一种方法。

参考文献

[1]Yoshida M, Yabuuchi Y, Kakushima N, et al. The incidence of non-ampullary duodenal cancer in Japan: The first analysis of a national cancer registry. J Gastroenterol Hepatol 36: 1216–1221, 2021.

[2]Yabuuchi Y, Yoshida M, Kakushima N, et al. Risk factors for non-ampullary duodenal adenocarcinoma: A systematic review. Dig Dis 2021.［Epub ahead of print］.

[3]Kakushima N, Yoshida M, Yabuuchi Y, et al. Present status of endoscopic submucosal dissection for non-ampullary duodenal epithelial tumors. Clin Endosc 53: 652–658, 2020.

[4]Takada Y, Hirose T, Nishida K, et al. Fecal incontinence and oral regurgitation during duodenal endoscopic submucosal dissection using the water pressure method. Dig Endosc 2021 ［Epub ahead of print］.

[5]九嶋亮治. 十二指腸非乳頭部における腫瘍様病変と腫瘍の組織発生. 日消誌 115: 160–167, 2018.

[6]松原亜季子，九嶋亮治，鈴木晴久，他. 十二指腸の腫瘍様病変と上皮性腫瘍におけるGNAS遺伝子解析. 胃と腸 51: 1603–1612, 2016.

[7]Yoshida M, Shimoda T, Abe M, et al. Clinicopathological characteristics of non-ampullary duodenal tumors and their phenotypic classification. Pathol Int 69: 398–406, 2019.

[8]Yamasaki Y, Takeuchi Y, Kanesaka T, et al. Differentiation between duodenal neoplasms and non-neoplasms using magnifying narrow-band imaging – Do we still need biopsies for duodenal lesions? Dig Endosc 32: 84–95, 2020.

[9]Hijikata K, Nemoto T, Igarashi Y, et al. Extra-ampullary duodenal adenoma: a clinicopathological study. Histopathology 71: 200–207, 2017.

[10]Akazawa Y, Ueyama H, Tsuyama S, et al. Endoscopic and clinicopathological features of superficial non-ampullary duodenal tumor based on the mucin phenotypes. Digestion 102: 663–670, 2021.

[11]Toya Y, Endo M, Akasaka R, et al. Clinicopathological features and magnifying chromoendoscopic findings of non-ampullary duodenal epithelial tumors. Digestion 97: 219–227, 2018.

[12]Goda K, Kikuchi D, Yamamoto Y, et al. Endoscopic diagnosis of superficial non-ampullary duodenal epithelial tumors in Japan: Multicenter case series. Dig Endosc 26 Suppl 2: 23–29, 2014.

[13]Kakushima N, Kanemoto H, Sasaki K, et al. Endoscopic and biopsy diagnoses of superficial, nonampullary, duodenal adenocarcinomas. World J Gastroenterol 21: 5560–5567, 2015.

[14]Kinoshita S, Nishizawa T, Ochiai Y, et al. Accuracy of biopsy for the preoperative diagnosis of superficial nonampullary duodenal adenocarcinoma. Gastrointest Endosc 86: 329–332, 2017.

[15]Nakayama A, Kato M, Takatori Y, et al. How I do it: Endoscopic diagnosis for superficial non-ampullary duodenal epithelial tumors. Dig Endosc 32: 417–424, 2020.

[16]藤原康博，唐崎秀則，鈴木茂貴，他. 側方拡大型腺腫として長期経過観察後に切除した十二指腸癌の1例. 日臨外会誌 74: 405–410, 2013.

[17]角嶋直美，廣瀬崇，藤城光弘. 内視鏡治療適応の判断は大きさ？ 拡大観察？ 消内視鏡 33: 298–300, 2021.

[18]Kakushima N, Yoshida M, Iwai T, et al. A simple endoscopic scoring system to differentiate between duodenal adenoma and carcinoma. Endosc Int Open 5: E763–768, 2017.

[19]Mizumoto T, Sanomura Y, Tanaka S, et al. Clinical usefulness of magnifying endoscopy for non-ampullary duodenal tumors. Endosc Int Open 5: E297–302, 2017.

[20]Kakushima N, Yoshida M, Yamaguchi Y, et al. Magnified endoscopy with narrow-band imaging for the differential diagnosis of superficial non-ampullary duodenal epithelial tumors. Scand J Gastroenterol 54: 128–134, 2019.

[21]Ishii R, Ohata K, Sakai E, et al. Simple scoring system for the diagnosis of superficial non-ampullary duodenal epithelial tumors. Dig Endosc 33: 399–407, 2021.

[22]Kikuchi D, Hoteya S, Iizuka T, et al. Diagnostic algorithm of magnifying endoscopy with narrow band imaging for superficial non-ampullary duodenal epithelial tumors. Dig

Endosc 26 Suppl 2: 16–22, 2014.

[23]Kakushima N, Yoshida M, Takizawa K, et al. White light and/or magnifying endoscopy with narrow band imaging for superficial nonampullary duodenal epithelial tumors. Scand J Gastroenterol 56: 211–218, 2021.

[24]Okada K, Fujisaki J, Kasuga A, et al. Sporadic nonampullary duodenal adenoma in the natural history of duodenal cancer: a study of follow-up surveillance. Am J Gastroenterol 106: 357–364, 2011.

[25]滝沢耕平. Coldスネアポリペクトミー. 胃と腸 56: 680, 2021.

[26]Hirasawa K, Ozeki Y, Sawada A, et al. Appropriate endoscopic treatment selection and surveillance for superficial non-ampullary duodenal epithelial tumors. Scand J Gastroenterol 56: 342–350, 2021.

[27]Barnes G Jr, Romero L, Hess KR, et al. Primary adenocarcinoma of the duodenum: management and survival in 67 patients. Ann Surg Oncol 1: 73–78, 1994.

[28]Takinami M, Kakushima N, Yoshida M, et al. Endoscopic features of submucosal invasive non-ampullary duodenal carcinomas. J Gastroenterol Hepatol 35: 821–826, 2020.

[29]Yoshimizu S, Kawachi H, Yamamoto Y, et al. Clinicopathological features and risk factors for lymph node metastasis in early-stage non-ampullary duodenal adenocarcinoma. J Gastroenterol 55: 754–762, 2020.

Summary

Follow-up of Superficial Non-ampullary Duodenal Epithelial Tumors (SNADET)

Naomi Kakushima[1], Takashi Hirose,
Yoshiyuki Kurata, Hitoshi Tanaka,
Koichi Muroi, Tomohiko Suzuki,
Takahiro Suzuki, Emiko Hida,
Keiko Hirai, Hiroyuki Shibata,
Nobuhito Ito, Satoshi Furune,
Kazuhiro Furukawa, Masanao Nakamura,
Hiroki Kawashima[2], Masato Nakaguro[3]

Tumor size and histological grade are closely related among SNADET (superficial non-ampullary duodenal epithelial tumors) ; intestinal SNADETs up to 30mm are more frequently diagnosed as adenoma, while gastric types share a certain ratio of adenocarcinoma even when the tumor size is <10 mm. Preoperative diagnosis should be comprehensively made by location, size, white-light imaging endoscopy, and image-enhanced endoscopy with magnification. Small low-grade adenoma up to 10mm may be followed up ; however, small resection with less invasive endoscopic treatment can be considered.

[1]Department of Gastroenterology and Hepatology, Nagoya University Graduate School of Medicine, Nagoya, Japan.

[2]Department of Endoscopy, Nagoya University Hospital, Nagoya, Japan.

[3]Department of Pathology, Nagoya University Hospital, Nagoya, Japan.

十二指肠肿瘤的内镜切除效果

——日本国内 18 所医院 3107 个病例的回顾性研究

加藤 元彦 [1]

竹内 洋司 [2]

布袋屋 修 [3]

小山 恒男 [4]

野中 哲 [5]

吉水 祥一 [6]

角嶋 直美 [7]

大圃 研 [8]

山本 博德 [9]

原 裕子 [10]

土山 寿志 [11]

土肥 统 [12]

山崎 泰史 [13]

上山 浩也 [14]

泷本 见吾 [15]

藏原 晃一 [16]

田岛 知明 [17]

阿部 展次 [18]

中山 敦史 [5]

小田 一郎 [5]

矢作 直久 [1]

摘要● 为了明确内镜切除术（ER）对浅表性十二指肠上皮肿瘤的详细治疗效果，开展了大规模的多中心回顾性研究。以2008年1月至2018年12月在日本18所医院接受ER的3107例患者为对象，分析了整块切除比例、迟发性偶发并发症（术后出血或迟发性穿孔）发生比例。EMR和ESD的整块切除比例分别为86.8%和94.8%。迟发性偶发并发症比例，在19 mm以下的病变ESD明显高于其他术式（7.4% vs 1.9%，$P < 0.0001$），在20 mm以上的病变未见显著性差异（6.1% vs 7.1%，$P = 0.6432$）。

关键词 浅表性十二指肠上皮肿瘤（SDET） 内镜切除 偶发并发症 病变大小 内镜黏膜下剥离术（ESD）

[1] 慶應義塾大学病院腫瘍センター 〒160-8582 東京都新宿区信濃町 35
E-mail：moto28hiko@icloud.com
[2] 大阪国際がんセンター消化管内科
[3] 虎の門病院消化器内科
[4] 佐久医療センター内視鏡内科
[5] 国立がん研究センター中央病院内視鏡科
[6] がん研究会有明病院上部消化管内科
[7] 静岡県立静岡がんセンター内視鏡科
[8] NTT 東日本関東病院消化器内科
[9] 自治医科大学内科学講座消化器内科学部門
[10] 東京慈恵会医科大学内視鏡医学講座
[11] 石川県立中央病院消化器内科
[12] 京都府立医科大学大学院医学研究科消化器内科学
[13] 岡山大学病院消化器内科
[14] 順天堂大学医学部消化器内科
[15] 京都医療センター消化器内科
[16] 松山赤十字病院胃腸センター
[17] 埼玉医科大学国際医療センター消化器内科
[18] 杏林大学医学部消化器・一般外科

前言

浅表性十二指肠上皮肿瘤（superficial duodenal epithelial tumor，SDET）曾被认为是一种罕见的疾病，但最近有报道称，随着内镜仪器的进步以及内镜医生对本病认识的提高，发现 SDET 的机会在增加。因为内镜切除术（endoscopic resection，ER）通过保留脏器可以维持术后的生活质量（quality of life，QOL），因此作为对消化道浅表癌的标准治疗被广泛采用；由于在周围邻接有重要脏器这一解剖学特性，即使对手术侵袭特别大的十二指肠，ER 也同样适用。十二指肠的 ER 大致可分为内镜下黏膜切除术（endoscopic mucosal resection，EMR）和内镜黏膜下剥离术（endoscopic submucosal dissection，ESD）两种方法。近年来，Binmoeller 首次报道了将十二指肠腔内充满水或生理盐水，不向黏膜下进行局部注射，而是使用高频电流通过圈套器（snare）切除病变的水浸辅助 EMR（underwater EMR，UEMR）；还报道有，在不使用高频电流的情况下，用物理性方法切除病变部的冷圈套器息肉切除术（cold polypectomy，CP）等改良的 EMR。

虽然已有报道中也指出十二指肠 ER 发生穿孔、出血等不良事件的风险较高，但是，这些研究大多只是单一医院进行的少数病例的研究，对于罕见的 SDET 的内镜治疗的详细效果尚不明确。此次笔者等进行了包括比较各种 ER 方法在内的大规模多中心回顾性研究。在本文中概述其结果。

对象和方法

1. 对象

本研究是在日本 18 所医院实施的多中心回顾性观察研究。研究对象为 2008 年 1 月至 2018 年 12 月在参与研究的医院接受了 ER 的 SDET 患者（家族性腺瘤性息肉病除外）。另外，在分析中排除了接受十二指肠腹腔镜和内镜联合手术（duodenal laparoscopy and endoscopy cooperative surgery，D-LECS）以及不伴有切除的烧灼术的患者。

2. ER的方法

在本研究中将内镜治疗技术分为 CP、UEMR、EMR、ESD 4 种进行了分析。CP 包括了使用活检钳和巨型活检钳（Jumbo biopsy forceps）的冷钳息肉切除术（cold forceps polypectomy）和使用圈套器的冷圈套器息肉切除术（cold snare polypectomy）两种方法。另外，在本研究中，将切开病变部周围黏膜后再用圈套器进行切除的预切开内镜下黏膜切除术（Precutting-EMR）分类为 EMR，将利用能量装置完全剥离黏膜下层的分类为 ESD 组。

3. 研究项目

作为患者及病变的临床特征，统计了年龄、性别、病变部位、环周性、病变径、环周占比、肉眼分型。作为治疗效果，统计了最终病理诊断、治疗时间、整块切除比例、R0 切除比例、术中穿孔比例、有无迟发性偶发并发症所导致的手术、治疗相关死亡、住院时间。另外，迟发性偶发并发症被定义为发生术后出血（需要内镜止血或输血的）或迟发性穿孔（手术过程中未被认识到，手术结束后才发现的穿孔）中的一种。

结果

1. 对象患者的背景

在研究期间被怀疑为 SDET 而接受 ER 治疗的病例为 3172 例，其中接受 D-LECS 的患者有 63 例，接受不伴有切除的烧灼术的患者有 2 例，这些患者在数据分析中被排除在外。最终在本研究中入组的是因 SDET 而接受 ER 的 3107 例。对象病例中，施行 CP 的为 187 例，施行 UEMR 的为 579 例，施行 EMR 的为 1324 例，施行 ESD 的为 1017 例。另外，施行 CP、UEMR 和 EMR 的 2090 例被分类为非 ESD 组。

对象病例的特征如**表 1** 所示。患者平均年龄约为 60 岁，男女比例约为 2：1。病变的平均径约为 14 mm，ESD 组的约为 21 mm。病变部位在十二指肠乳头的口侧和肛侧的各约占一半，约 25% 的病变呈肉眼分型的凹陷型。在最终病理诊断中，59.0% 为腺瘤，35.2% 为黏膜内癌，在总体的 1.4%（癌的 3.9%）中见有伴向黏膜下浸润的癌。

2. 治疗效果（除外偶发并发症）

对象病例的 ER 的短期效果如**表 2** 所示。ESD 组的中位治疗时间（interquartile range，IQR）为 59 min（30 ~ 105 min），明显长于非 ESD 组的 10 min（5 ~ 20 min）。CP 和 UEMR 的中位治疗时间均小于 10 min。全部对象病例的整块切除比例为 87.5%，R0 切除比例为 62.9%。ESD 组的整块切除比例为 94.8%，

表1 对象病例的背景

因素	全部 （n=3107）	CP （n=187）	UEMR （n=579）	EMR （n=1324）	ESD （n=1017）
平均年龄±SD	63.2±11.9	64.6±10.9	64.3±11.0	63.0±11.2	62.5±11.0
性别（男性）	2166（69.7%）	144（77.0%）	412（71.2%）	923（69.7%）	687（67.6%）
部位					
十二指肠球部	394（12.7%）	11（5.9%）	59（10.2%）	183（13.8%）	141（13.9%）
十二指肠上角	317（10.2%）	15（8.0%）	51（8.8%）	148（11.2%）	104（10.2%）
十二指肠降部乳头口侧	854（27.5%）	55（29.4%）	159（27.5%）	395（29.8%）	244（24.0%）
十二指肠降部乳头肛侧	1117（36.0%）	96（51.3%）	237（40.9%）	407（30.7%）	377（37.1%）
十二指肠下角	226（7.3%）	7（3.7%）	40（6.9%）	83（6.3%）	96（9.4%）
十二指肠水平部	186（6.0%）	3（1.6%）	33（5.7%）	96（7.3%）	54（5.3%）
十二指肠升部	13（0.4%）	0（0%）	0（0%）	12（0.9%）	1（0.1%）
环周性					
前壁	557（17.9%）	22（11.8%）	121（20.9%）	208（15.7%）	206（20.3%）
外侧壁（球部上面）	1076（34.6%）	69（36.9%）	222（38.3%）	458（34.6%）	327（32.2%）
后壁	830（26.7%）	56（29.9%）	138（23.8%）	382（28.9%）	254（25.0%）
内侧壁（球部下面）	644（20.7%）	40（21.4%）	98（16.9%）	276（20.8%）	230（22.6%）
平均病变径±SD	（13.9±10.9）mm	（5.5±2.4）mm	（11.0±7.5）mm	（11.3±7.7）mm	（20.6±13.5）mm
环周占比50%以上	69（2.2%）	0（0%）	13（2.2%）	3（0.2%）	53（5.2%）
肉眼分型（凹陷型）	819（26.4%）	42（22.5%）	148（25.6%）	373（28.2%）	256（25.2%）
最终病理					
腺瘤	1832（59.0%）	127（67.9%）	399（68.9%）	864（65.3%）	442（43.5%）
黏膜内癌	1094（35.2%）	29（15.5%）	158（27.3%）	381（28.8%）	526（51.7%）
黏膜下浸润癌	44（1.4%）	0（0%）	3（0.5%）	13（1.0%）	28（2.8%）
其他	137（4.4%）	31（16.6%）	19（3.3%）	66（5.0%）	21（2.1%）

（基于 "Kato M, et al. Outcomes of endoscopic resection for superficila duodenal tumors：10 years' experience in 18 Japanese high-volume centers. Endosocpy 2021［Epub ahead of print］" 制成）

R0 切除比例为 77.7%，均明显高于非 ESD 组。

当通过逻辑回归分析探讨分割切除的预测因素时得知：①中位治疗时间比各医院 ESD 的第 49 例快［比值比（odds ratio，OR）为 2.307；95% 可信限（95% confidence interval，95%CI）为 1.764～3.017］、②病变较大（每 10 mm 的 OR 为 2.301，95%CI 为 1.793～2.348）、③肉眼分型为隆起型（OR 为 1.435，95%CI 为 0.065～1.934）是独立的危险因素。另外，有无 ESD（OR 为 0.233，95%CI 为 0.160～0.341）和全身麻醉下的治疗（OR 为 0.163，95%CI 为 0.086～0.309）与分割切除的减少之间明显相关。

3. 偶发并发症和住院经过

在 ESD 组有 9.3% 发生了术中穿孔，明显高于非 ESD 组的 0.6%（**表2**）。同样，ESD 组的迟发性偶发并发症明显多于非 ESD 组（ESD 组 6.8% vs 非 ESD 组 2.4%）。特别是 ESD 组的迟发性穿孔的发生比例为 2.3%，是非 ESD 组的 10 倍以上。尽管 CP 的病例数较少，但在试行的病例中有 1 例见有迟发性偶发并发症。因偶发并发症而需要手术的患者为 26 例（0.8%），除 1 例接受了 EMR 外，这些患者均接受了 ESD。3107 例中，治疗相关死亡为 1 例（0.03%）。该病例因降部的病变而接受了

表2 十二指肠ER的治疗效果

因素	全部病例 （$n=3107$）	CP （$n=187$）	UEMR （$n=579$）	EMR （$n=1324$）	非ESD （$n=2090$）	ESD （$n=1017$）
中位治疗时间（IQR）	17（6~40）min	3（2~6）min	7（4~15）min[†]	12（6~23）min[**]	10（5~20）min	59（30~105）min[*]
整块切除	2718（87.5%）	148（79.1%）	455（78.6%）	1150（86.9%）[**]	1752（83.8%）	964（94.8%）[*]
R0切除	1954（62.9%）	64（34.2%）	316（54.6%）[†]	784（59.2%）[**]	1163（55.6%）	790（77.7%）[*]
术中穿孔	108（3.5%）	0（0%）	3（0.5%）	10（0.8%）	13（0.6%）	95（9.3%）[*]
迟发性偶发并发症	120（3.9%）	1（0.5%）	13（2.2%）	37（2.8%）	51（2.4%）	69（6.8%）[*]
术后出血	96（3.1%）	1（0.5%）	12（2.1%）	35（2.6%）	48（2.3%）	48（4.7%）[*]
迟发性穿孔	26（0.8%）	0（0%）	1（0.2%）	2（0.2%）	3（0.1%）	23（2.3%）[*]
偶发并发症所致的手术	26（0.8%）	0（0%）	0（0%）	1（0.1%）	1（0.04%）	25（2.5%）[*]
治疗相关死亡	1（0.03%）	0（0%）	0（0%）	0（0%）	0（0%）	1（0.1%）[*]
中位住院时间（IQR）	7天（6~8天）	5天（3~6天）	6天（6~7天）[†]	7天（6~8天）[**]	7天（6~8天）	8天（6~11天）[*]

[*]：$P<0.0001$ ESD vs CP, UEMR, EMR；[**]：$P<0.05$ EMR vs CP, UEMR；[†]：$P<0.0001$ UEMR vs CP.

（基于 "Kato M, et al. Outcomes of endoscopic resection for superficila duodenal tumors: 10 years' experience in 18 Japanese high-volume centers. Endosocpy 2021［Epub ahead of print］" 制成）

ESD，但在治疗后的第4天出现迟发性出血，最终因致死性心律失常而死亡。中位住院时间（IQR）为7天（6~8天），ESD组明显长于非ESD组。

接下来采用逻辑回归分析探讨了术中穿孔的危险因素。其结果：①中位治疗时间比各医院十二指肠ESD的第49例早（OR为2.569，95%CI为1.663~3.969）、②病变径大（每10 mm的OR为1.424，95%CI为1.253~1.961）、③ESD（OR为13.03，95%CI为7.093~23.92）的有无与术中穿孔的增加明显相关。

同样，在分析迟发性偶发并发症的危险因素时，①治疗时间早于各医院十二指肠ESD的第49例（OR为1.582，95%CI为1.037~2.414）、②病变部位在降部以远（OR为3.072，95%CI为1.724~5.472）、③病变径大（每10 mm的OR为1.280，95%CI为1.106~1.491）和④ESD（OR为1.928，95%CI为1.256~2.960）的有无与迟发性偶发并发症发生的增加明显相关，ER后的完全创伤闭合（OR为0.191，95%CI为0.128~0.286）与偶发并发症发生的减少明显相关。

4. 病变径、病变部位与治疗效果的关系

由于确定了病变径和治疗方法作为分割切除的风险因素，病变部位作为迟发性偶发并发症的风险因素，因此进行了亚组分析，比较了不同病变径和病变部位对不同种类ER的转归的影响。当把病变径和整块切除对象分为1~4 mm组、5~9 mm组、10~14 mm组、15~19 mm组和20 mm以上组时，发现在不进行ESD的组，随着病变径的增大，整块切除比例降低，对20 mm以上病变的UEMR的整块切除比例为30.3%，EMR的整块切除比例为56.5%。与此不同，在ESD组未发现病变径所导致的差异，即使是20 mm以上的病变也能达到90%以上的整块切除比例（**图1**）。

当按不同病变径来看迟发性偶发并发症发生比例时，在非ESD组，病变径越大比例越高，在最小的9 mm以下组其比例为1.0%，而在最高的40 mm以上组一直上升到23.8%；但在ESD组，不论病变径多大，迟发性偶发并发症发生比例基本保持不变。当将研究对象分为19 mm以下组和20 mm以上组时，在19 mm以下组，ESD组的迟发性偶发并发症发生比例为7.4%，明显高于非ESD组的1.9%；但20 mm

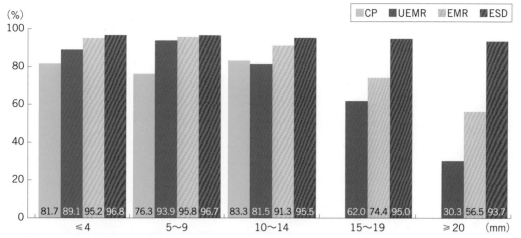

图1 十二指肠ER不同治疗方法的病变径与整块切除比例的关系

ER：endoscopic resection，内镜切除术；CP：cold polypectomy，冷圈套息肉切除术；UEMR：underwater EMR，水浸辅助内镜下黏膜切除术；EMR：endoscopic mucosal resection，内镜下黏膜切除术；ESD：endoscopic submucosal dissection，内镜黏膜下剥离术。

（转载自"Kato M, et al. Outcomes of endoscopic resection for superficial duodenal tumors:10 years'experience in 18japanese high-volume centers. Endoscopy 2021 [Epub ahead of print]"）

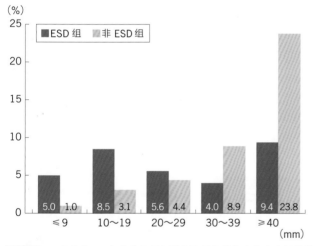

图2 ESD组和非ESD组的病变径与迟发性偶发并发症发生比例的关系

（转载自"Kato M, et al. Outcomes of endoscopic resection for superficila duodenal tumors:10 years'experience in 18japanese high-volume centers. Endoscopy 2021 [Epub ahead of print]"）

以上组，ESD 组的迟发性偶发并发症的发生比例为 6.1%，低于非 ESD 组的 7.1%，两组之间未见显著性差异（$P = 0.6432$，**图2**）。

接下来研究了迟发性偶发并发症与病变部位之间的相关性。在 ESD 组，十二指肠降部肿瘤的迟发性偶发并发症的发生比例最高，随着病变远离乳头部，见有迟发性偶发并发症发生

比例降低的趋势。在非 ESD 组也见有同样的趋势（**图3**）。

讨论

此次的多中心回顾性研究分析了超过 3000 例接受十二指肠 ER 患者的效果。据笔者等所知，这是有关十二指肠 ER 的最大规模的研究，

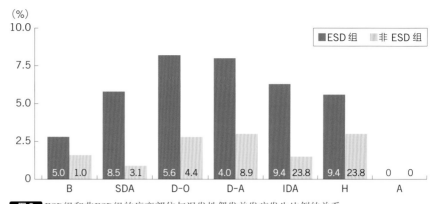

图3 ESD组和非ESD组的病变部位与迟发性偶发并发症发生比例的关系
（转载自 "Kato M, et al. Outcomes of endoscopic resection for superfici adluodenal tumors:10 years' experience in 18japanese high-volume centers. Endoscopy 2021 [Epub ahead of print]"）

由于研究对象患者数众多，因此能够分析出迟发性穿孔、因偶发并发症所导致的手术、治疗相关死亡等罕见的偶发并发症。此外，各多变量分析中的事件数也是足以包含各种预测因素的数量。因此，在本研究中能够对十二指肠 ER 进行详细的分析。

1. 病变径和治疗方法

本研究通过多变量分析，明确了病变径和治疗方法与整块切除有关。病变径每增加 10 mm，分割切除的风险增加 1 倍；就治疗方法而言，通过 ESD 可将风险降低约 77%。特别是 15 mm 以上病变的整块切除比例，在非 ESD 组为 60%，比 ESD 组的 94% 要低很多，这表明特别是对大型病变来说，ESD 具有很好的切除能力。另外，对 EMR 和 UEMR 进行比较时发现，UEMR 的整块切除比例明显降低，特别是在超过 15 mm 那样的较大的病变中，其差异更大。另一方面，有报道称因为在 UEMR 中不进行向黏膜下层的局部注射，特别是在伴有抬举征阴性（non-lifting sign）样的黏膜下纤维化的病变中，可以抑制过渡到 ESD。本研究对实际进行的治疗内容进行了分析，例如尽管一开始尝试了 EMR，但由于技术上的难度等原因而过渡到了 ESD 的病例被分类为 ESD 组。因此，没有考虑病变径和病变部位以外的背景因素（如操作性的好坏等），为了确认在 EMR 和

UEMR 之间是否存在切除能力的差异，大概还需要直接比较两者的随机对照试验。

2. 偶发并发症

术中穿孔比例是评估 ER 的技术难易度的指标，ESD 的术中穿孔率为 9.3%，通过多变量分析也发现 ESD 的术中穿孔率显著增加了 13 倍以上。另外，各医院在十二指肠 ESD 早于第 49 例的治疗时期，术中穿孔率增加约 2.5 倍。本研究的参与医院均为日本的大样本中心（high volume center），因此认为内镜医生在研究开始时就已经积累了足够的经验。可是，在本研究中，通过积累经验治疗效果得到了改善，但即使是经验丰富的内镜医生，十二指肠 ESD 在技术上也非常难，提示需要掌握与其他脏器不同的诀窍和技巧。据报道，近年来出现了口袋法（pocket creation method）、水压法（water pressure method）、剪形刀等新的 ESD 技术和新器材。希望通过这些方法在不久的将来能够克服技术上的障碍。

在调整了其他交络因子后，ESD 的迟发性偶发并发症（术后出血或迟发性穿孔）发生比例比其他的 ER 方法增加了约 2 倍。考虑到由于在 ESD 中除了剥离深度较深外，到切除为止通电次数也多，所以即使在治疗过程中没有发生完全穿孔，热损伤也会一直波及十二指肠壁的深部。此外，病变的部位和大小也是迟发性

偶发并发症的危险因素。多变量分析显示，病变位于十二指肠降部以深的情况下，迟发性偶发并发症的发生率增加 3 倍以上，结果与过去的报道不矛盾。另外，亚组分析结果显示，在十二指肠降部肿瘤的迟发性偶发并发症的发生最多，肿瘤越靠近 Vater 乳头，迟发性偶发并发症的发生就越多。这些事实强烈地提示，切除后的黏膜缺损处对胆汁和胰液的暴露对迟发性偶发并发症的发病起着极其重要的作用。另外，关于病变径方面，即使调整了其他交络因子，病变径每增加 10 mm，迟发性偶发并发症的风险增加约 30%。也就是说，由于在切除大的病变后黏膜缺损变大，对胆汁和胰液的暴露增加，这被认为是迟发性偶发并发症的原因。令人感兴趣的是，在 ESD 组不管病变径多大，迟发性偶发并发症的比例基本恒定；但在非 ESD 组则随着病变径的增大而迟发性偶发并发症的比例增加，病变径如果超过 20 mm，在两组之间未见差异。

本研究还表明，通过 ER 后黏膜缺损的完全缝合可以预防迟发性偶发并发症。在 ER 后黏膜缺损部完全闭合的患者中，迟发性偶发并发症减少了 80% 以上，这一结果与近年来报道的多项研究结果一致。在非 ESD 组观察到的随着病变径增加而迟发性偶发并发症发生比例增加的趋势，在 ESD 组没有观察到，这可以用在两组中完全闭合的比例不同来解释。也就是说，关于 ESD，即使是对于病变残存风险高的更大型的病变，如果进行 ESD 后的完全缝合的话，也有可能减少迟发性偶发并发症的发生。

3. 所推荐的治疗方针

基于本研究结果，目前针对 SDET 的内镜治疗方案推荐如下：首先，对于比较小的病变，通过 ESD 以外的治疗方法就可以实现高比例的整块切除，而迟发性偶发并发症的风险在 ESD 组明显增高，因此不推荐 ESD；对于大型（20 mm 以上）的病变，由于 ESD 显示较高的整块切除比例，且迟发性偶发并发症的比例没有差异，也可以选择 ESD，但术中穿孔比例较高，为了预防迟发性偶发并发症，需要对黏膜缺损部位进行完全缝合，因此认为即使实施也必须由技术高超的内镜医生在大样本中心（high volume center）进行。

本研究中有几个主要源于回顾性研究设计的局限性（limitation）。第一，本研究仅以接受了 ER 治疗的患者为对象，不包括从一开始就接受手术（十二指肠切除术、胰十二指肠切除术等）的病例和无治疗而随访观察的患者。因此，尽管是以大量的连续病例为对象，但仍不能排除选择偏倚。第二，治疗方针因研究期间和医院而异，没有被统一。第三，参与单位只是大样本中心（high volume center），此次的结果很难立即推广。第四，ESD 以外的 ER 治疗方法仅通过单变量分析进行了比较，背景因素未进行调整。第五，未能分析内镜黏膜缝合术以外的预防方法（如应用聚乙醇酸贴片、内镜下胆胰管引流术、LECS 等）的影响。

结语

作为本研究的结论是，ER 对 SDET 的治疗效果普遍良好。ESD 虽然比其他 ER 法的偶发性并发症发生比例高，但整块切除比例明显高于 EMR，对于 20 mm 以上的 SDET，由经验丰富的内镜医生施行 ESD 可能是选择之一。特别是对于存在于十二指肠降部以深的病变，为了防止迟发性偶发并发症，需要对损伤黏膜进行完全缝合。

致谢

本研究得到了日本消化系统内镜学会的资助。另外，在进行本研究时，得到了以九嶋亮治医生（滋贺医科大学医学部病理学讲座）、八尾隆史医生（顺天堂大学研究生院医学研究科人体病理解剖学）、关根茂树医生（国立癌症研究中心中央医院病理诊断科）、比企直树医生（北里大学医学部上消化道外科）、山本赖正医生（昭和大学藤之丘医院消化内科）、乡田宪一医生（独协医科大学消化内科）、籔内洋平医生（静冈县立静冈癌症中心内镜科）、小原英干医生（香川大学医学部消化系统神经内科学）、远藤昌树医生（开运桥消化内科门诊，岩手医科大学医学部内科学讲座消化内科消化道领域）、矢野友规医生（国立癌症研究中心东医院消化道内镜科）、辻重继医生（石川县立中央医院消化内科）、三浦义正医生（自治医科大学内科学部消化内科学讲座）、高桥亚纪子医生（佐久医疗中心内镜内科）、三宅宗彰医生（大阪国际癌症中心消化内科）为代表的"关于十二指肠肿瘤的诊断及微创治疗的研究会"的各位医生的指导，在此表示深深的感谢。

本文以"Kato M, Takeuchi Y, Hoteya S, et al. Outcomes of endoscopic resection for superficial duodenal tumors:10years'experience in 18japanese high-volume centers. Endoscopy 202 [1epub ahead ofprint]"的内容为基础改写完成。

参考文献

[1]Murray MA, Zimmerman MJ, Ee HC. Sporadic duodenal adenoma is associated with colorectal neoplasia. Gut 53: 261–265, 2004.

[2]Burgerman A, Baggenstoss AH, Cain JC. Primary malignant neoplasms of the duodenum, excluding the papilla of vater; a clinicopathologic study of 31 cases. Gastroenterology 30: 421–431, 1956.

[3]Barclay TH, Kent HP. Primary carcinoma of the duodenum. Gastroenterology 30: 432–446, 1956.

[4]Arai T, Murata T, Sawabe M, et al. Primary adenocarcinoma of the duodenum in the elderly; clinicopathological and immunohistochemical study of 17 cases. Pathol Int 49: 23–29, 1999.

[5]Goda K, Kikuchi D, Yamamoto Y, et al. Endoscopic diagnosis of superficial non-ampullary duodenal epithelial tumors in Japan: multicenter case series. Dig Endosc 26 Suppl 2: 23–29, 2014.

[6]Yoshida M, Yabuuchi Y, Kakushima N, et al. The incidence of non-ampullary duodenal cancer in Japan: the first analysis of a national cancer registry. J Gastroenterol Hepatol 36: 1216–1221, 2021.

[7]Binmoeller KF, Shah JN, Bhat YM, et al. "Underwater" EMR of sporadic laterally spreading nonampullary duodenal adenomas（with video）. Gastrointest Endosc 78: 496–502, 2013.

[8]Yamasaki Y, Takeuchi Y, Uedo N, et al. Line-assisted complete closure of duodenal mucosal defects after underwater endoscopic mucosal resection. Endoscopy 49（S 01）: E37–38, 2017.

[9]Kiguchi Y, Kato M, Nakayama A, et al. Feasibility study comparing underwater endoscopic mucosal resection and conventional endoscopic mucosal resection for superficial non-ampullary duodenal epithelial tumor ＜20mm. Dig Endosc 32: 753–760, 2020.

[10]Hamada K, Takeuchi Y, Ishikawa H, et al. Safety of cold snare polypectomy for duodenal adenomas in familial adenomatous polyposis: a prospective exploratory study. Endoscopy 50: 511–517, 2018.

[11]Hoteya S, Furuhata T, Takahito T, et al. Endoscopic submucosal dissection and endoscopic mucosal resection for non-ampullary superficial duodenal tumor. Digestion 95: 36–42, 2017.

[12]Honda T, Yamamoto H, Osawa H, et al. Endoscopic submucosal dissection for superficial duodenal neoplasms. Dig Endosc 21: 270–274, 2009.

[13]Takahashi T, Ando T, Kabeshima Y, et al. Borderline cases between benignancy and malignancy of the duodenum diagnosed successfully by endoscopic submucosal dissection. Scand J Gastroenterol 44: 1377–1383, 2009.

[14]Endo M, Abiko Y, Oana S, et al. Usefulness of endoscopic treatment for duodenal adenoma. Dig Endosc 22: 360–365, 2010.

[15]Jung JH, Choi KD, Ahn JY, et al. Endoscopic submucosal dissection for sessile, nonampullary duodenal adenomas. Endoscopy 45: 133–135, 2013.

[16]Matsumoto S, Miyatani H, Yoshida Y. Endoscopic submucosal dissection for duodenal tumors: a single-center experience. Endoscopy 45: 136–137, 2013.

[17]Kakushima N. Hurdles of duodenal endoscopic submucosal dissection, delayed bleeding and perforation. Dig Endosc 27: 298–299, 2015.

[18]Nonaka S, Oda I, Tada K, et al. Clinical outcome of endoscopic resection for nonampullary duodenal tumors. Endoscopy 47: 129–135, 2015.

[19]Yahagi N, Kato M, Ocihai Y, et al. Outcomes of endoscopic resection for superficial duodenal epithelial neoplasia. Gastrointest Endosc 88: 676–682, 2018.

[20]Kato M, Sasaki M, Mizutani M, et al. Predictors of technical difficulty with duodenal ESD. Endosc Int Open 7: E1755–1760, 2019.

[21]Fukuhara S, Kato M, Iwasaki E, et al. Management of perforation related to endoscopic submucosal dissection for superficial duodenal epithelial tumors. Gastrointest Endosc 91: 1129–1137, 2020.

[22]Kato M, Takeuchi Y, Hoteya S, et al. Outcomes of endoscopic resection for superficial duodenal tumors: 10 years' experience in 18 Japanese high-volume centers. Endoscopy 2021［Epub ahead of print］.

[23]Kato M, Takatori Y, Sasaki M, et al. Water pressure method for duodenal endoscopic submucosal dissection（with video）. Gastrointest Endosc 93: 942–949, 2021.

[24]Miura Y, Shinozaki S, Hayashi Y, et al. Duodenal endoscopic submucosal dissection is feasible using the pocket-creation method. Endoscopy 49: 8–14, 2017.

[25]Dohi O, Yoshida N, Naito Y, et al. Efficacy and safety of endoscopic submucosal dissection using a scissors-type knife with prophylactic over-the-scope clip closure for superficial non-ampullary duodenal epithelial tumors. Dig Endosc 32: 904–913, 2020.

[26]Inoue T, Uedo N, Yamashina T, et al. Delayed perforation: a hazardous complication of endoscopic resection for non-ampullary duodenal neoplasm. Dig Endosc 26: 220–227, 2014.

[27]Kato M, Ochiai Y, Fukuhara S, et al. Clinical impact of closure of the mucosal defect after duodenal endoscopic submucosal dissection. Gastrointest Endosc 89: 87–93, 2019.

[28]Tsutsumi K, Kato M, Kakushima N, et al. Efficacy of endoscopic preventive procedures to reduce delayed adverse events after endoscopic resection of superficial nonampullary duodenal epithelial tumors: a meta-analysis of observational comparative trials. Gastrointest Endosc 93: 367–374, 2021.

Summary

Endoscopic Results of Resection of Superficial Duodenal Epithelial Tumor—Retrospective Study of 3,107 Cases at 18 Facilities in Japan

Motohiko Kato[1], Yoji Takeuchi[2],
Shu Hoteya[3], Tsuneo Oyama[4],
Satoru Nonaka[5], Shoichi Yoshimizu[6],
Naomi Kakushima[7], Ken Ohata[8],
Hironori Yamamoto[9], Yuko Hara[10],
Hisashi Doyama[11], Osamu Dohi[12],
Yasushi Yamasaki[13], Hiroya Ueyama[14],
Kengo Takimoto[15], Koichi Kurahara[16],
Tomoaki Tashima[17], Nobutsugu Abe[18],
Atsushi Nakayama[1], Ichiro Oda[5],
Naohisa Yahagi[1]

We conducted a large, multicenter, retrospective study to determine the detailed outcomes of ER (endoscopic resection) for SDET (superficial duodenal epithelial tumors). A total of 3,107 patients underwent ER at 18 centers in Japan from January 2008 to December 2018. The en bloc resection rate of EMR (endoscopic mucosal resection) and ESD (endoscopic submucosal dissection) were 86.8% and 94.8%, respectively. The rate of delayed adverse events in lesions sized $\leqq$19mm was significantly higher for ESD than for other techniques (7.4% vs. 1.9%, $p<0.0001$), but there was no difference in lesions sized $\geqq$20mm (6.1% vs. 7.1%, $p=0.6432$).

[1]Division of Research and Development for Minimally Invasive Treatment, Cancer Center, Keio University School of Medicine Graduate School of Medicine, Tokyo.

[2]Department of Gastrointestinal Oncology, Osaka International Cancer Institute, Osaka, Japan.

[3]Department of Gastroenterology, Toranomon Hospital, Tokyo.

[4]Department of Gastroenterology, Saku Central Hospital, Saku, Japan.

[5]Endoscopy Division, National Cancer Center Hospital, Tokyo.

[6]Department of Gastroenterology, Cancer Institute Hospital, Japanese Foundation for Cancer Research, Tokyo.

[7]Division of Endoscopy, Shizuoka Cancer Center, Shizuoka, Shizuoka, Japan.

[8]Gastroenterology, NTT Medical Center Tokyo, Tokyo.

[9]Department of Medicine, Division of Gastroenterology, Jichi Medical University, Tochigi, Japan.

[10]Endoscopy, Jikei University School of Medicine, Tokyo.

[11]Gastroenterology, Ishikawa Prefectural Central Hospital, Kanazawa, Japan.

[12]Department of Gastroenterology and Hepatology, Kyoto. Prefectural University of Medicine, Kyoto, Japan.

[13]Department of Gastroenterology, Okayama University Hospital, Okayama, Japan.

[14]Department of Gastroenterology, Juntendo University School of Medicine, Tokyo.

[15]Department of Gastroenterology, National Hospital Organization Kyoto Medical Center, Kyoto, Japan.

[16]Institute of Gastroenterology, Matsuyama Red Cross Hospital, Matsuyama, Japan.

[17]Department of Gastroenterology, Saitama Medical University International Medical Center, Hidaka, Japan.

[18]Department of Surgery, Kyorin University School of Medicine, Tokyo.

主题

十二指肠非乳头区 SM 癌的临床病理学特征和治疗方针

吉水 祥一 [1]
河内 洋 [2,3]
山本 赖正 [4]
中野 薫 [2,3]
高松 学
堀内 裕介 [1]
石山 晃世志
由雄 敏之
平泽 俊明
伊藤 宽伦 [5]
藤崎 顺子 [1]

摘要● 为了阐明十二指肠非乳头区黏膜下浸润癌（SM 癌）的临床病理学特征及治疗方针，以所经治的十二指肠非乳头区癌 188 个病变（黏膜内癌：M 癌 173 个病变，SM 癌 15 个病变）为对象进行了研究。当 SM 癌与 M 癌比较时，显示病变部位在主乳头口侧（SM 癌 86.7% vs M 癌 49.1%）、色调发红（SM 癌 80.0% vs M 癌 53.2%）、肉眼分型是复合型（0-Ⅱa+Ⅱc，0-Ⅱa+Ⅰ）（SM 癌 53.3% vs M 癌 6.9%）的病变显著性增多；在组织病理学上，低分化（SM 癌 26.7% vs M 癌 0%）、脉管浸润阳性（SM 癌 46.7% vs M 癌 0%）的病变显著性增多。SM 癌中胃型表型标志物（MUC5AC/MUC6）呈阳性的病变多，表型表达呈胃型表型或胃肠混合型表型是其特征。由于在可评估淋巴结转移的 SM 癌 14 个病变中有 6 个病变（42.9%）呈淋巴结转移阳性，为高比例，所以对于 SM 癌推荐伴有淋巴结清扫的外科切除。

关键词　　十二指肠非乳头区 SM 癌　临床病理学特征　淋巴结转移率　治疗方针　淋巴结转移风险因素

[1] がん研究会有明病院消化器内科
〒135-8550 東京都江東区有明 3 丁目 8-31（臨海副都心）
E-mail : shoichi.yoshimizu@jfcr.or.jp
[2] 同　病理部
[3] がん研究会がん研究所病理部
[4] 昭和大学藤が丘病院内視鏡センター
[5] がん研究会有明病院肝・胆・膵外科

前言

　　十二指肠非乳头区癌是发生率较低的肿瘤之一。近年来，由于内镜设备的进步，以及在上消化道筛查中观察十二指肠时意识的提高，发现率有增加的趋势。与此同时，对浅表性十二指肠非乳头区癌的治疗机会也在增加，但另一方面，内镜和组织病理学的诊断标准以及治疗指南目前尚未确定。

　　非乳头区黏膜内癌（M 癌）未见淋巴结转移的报道有很多，可与腺瘤一样选择省略淋巴结清扫的局部切除（内镜切除或外科缩小手术）治疗。另一方面，已知作为本文主题的非乳头区黏膜下浸润癌（SM 癌）会引起淋巴结转移，提示淋巴结转移阳性病例预后不良。因此，对 SM 癌适用伴有周围淋巴结清扫的术式，例如胰十二指肠切除术。

　　如前所述，因临床分期不同，适应的术式也有很大不同，因此术前正确地评估浸润深度非常重要，但目前尚未确立鉴别 M 癌和 SM 癌的诊断标准。另外，由于 SM 癌的发生率低，关于包括淋巴结转移率和淋巴结转移风险因素在内的临床病理学特征也尚未被阐明。

此次，笔者等为了阐明 SM 癌的临床病理学特征和治疗方针，以所经治的浅表性十二指肠非乳头区癌为对象进行了研究，并报道如下。

对象和方法

以 2006 年 12 月至 2020 年 12 月在本院内镜切除或外科切除的浅表性十二指肠非乳头区癌 188 例 188 个病变（内镜切除 102 个病变、外科切除 86 个病变）为对象。经切除后组织病理学诊断，浸润深度为 M 癌 173 个病变（92.0%）、SM 癌 15 个病变（8.0%）。另外，将家族性腺瘤性息肉病（familial adenomatous polyposis，FAP）和与主乳头相连的病变排除在研究对象之外。由于与主乳头相连的病变有时难以与十二指肠乳头区癌相鉴别，因此未纳入研究对象中。

1. 研究1：非乳头区SM癌的临床病理学特征

研究 1 以十二指肠非乳头区癌 188 个病变（M 癌 173 个病变、SM 癌 15 个病变）为对象，通过比较 M 癌和 SM 癌的临床病理学表现的差异，对有助于 SM 癌鉴别诊断的表现进行了分析。

作为研究的临床项目，对患者背景（年龄、性别）、病变部位（十二指肠球部 / 十二指肠上角 / 十二指肠降部 / 十二指肠下角 / 十二指肠水平部）、与主乳头之间的位置关系（主乳头口侧 / 主乳头肛侧）、肉眼分型、色调（发红 / 白色 / 同色）、治疗方法（内镜切除 / 外科切除）、淋巴结清扫的有无进行了评估。肉眼分型分为隆起型 [0- Ⅰ、黏膜下肿瘤（submucosal tumor，SMT）样]、表面型（0- Ⅱ a、0- Ⅱ b、0- Ⅱ c）和复合型（0- Ⅱ a + Ⅱ c、0- Ⅱ a + Ⅰ）。

作为病理学项目，对完全整块切除率（R0 切除率）、瘤径、组织学分化程度、壁浸润深度、脉管浸润（lymphovascular invasion，LVI）进行了评估。根据 WHO 消化系统肿瘤组织学分类，肿瘤的组织学分化程度分为高分化、中分化、低分化。关于表型表达方面，根据八尾等的报

道，使用胃型表型标志物（MUC5AC、MUC6）和肠型表型标志物（MUC2、CD10）对 SM 癌 15 个病变施行了免疫组织化学染色。通过目视评估了肿瘤内各种表型标志物阳性细胞数的比例，在达到 10% 以上的情况下诊断为阳性。根据各种标志物的表达结果，将肿瘤的表型分为胃型表型（仅胃型表型标志物为阳性）、胃肠混合型表型（胃型表型和肠型表型标志物二者均为阳性）、肠型表型（仅肠型表型标志物为阳性）中的一种（**图1**）。

2. 研究2：非乳头区SM癌的淋巴结转移率及其风险因素

研究 2 是以施行了伴有区域淋巴结清扫（3 个以上）的外科切除，并能够对淋巴结转移的有无进行病理学评估的 46 个病变，以及虽然未施行淋巴结清扫手术，但在内镜切除或外科局部切除后能够确认 5 年无复发生存的 45 个病变，合起来一共是十二指肠非乳头区癌 91 个病变（M 癌 77 个病变、SM 癌 14 个病变）为对象，分析了 M 癌和 SM 癌的淋巴结转移率。另外，为了分析 SM 癌的淋巴结转移风险因素，研究了淋巴结转移的有无与组织病理学因素（瘤径、组织学分化程度、SM 浸润深度、LVI、表型表达）之间的关系。作为淋巴结转移的评估方法，按照 TNM 分类 [国际癌症控制联盟（Union for International Cancer Control，UICC）第 8 版]，在通过所属淋巴结清扫切除的所有淋巴结转移为阴性的情况下诊断为 N0。根据《胃癌处置规则（第 15 版）》，SM 浸润深度是测量从黏膜肌层下端到癌浸润最深处的距离（μm）。

结果

1. 研究1：非乳头区SM癌的临床病理学特征

1）非乳头区M癌和SM癌的临床表现及内镜表现的比较

M 癌 173 个病变、SM 癌 15 个病变的临床表现及内镜表现如**表1**所示。患者性别、年龄无特征性趋势。肿瘤的所在部位为主乳头口侧的 M 癌有 85 个病变（49.1%），主乳头肛侧有

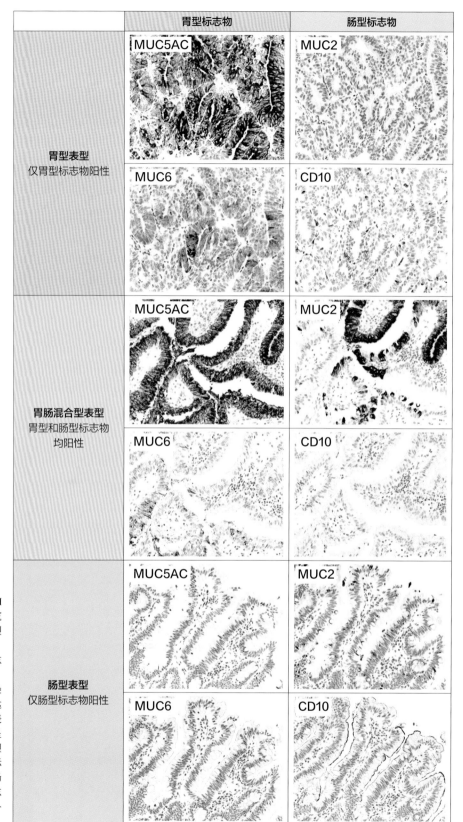

	胃型标志物		肠型标志物	
胃型表型 仅胃型标志物阳性	MUC5AC		MUC2	
	MUC6		CD10	
胃肠混合型表型 胃型和肠型标志物 均阳性	MUC5AC		MUC2	
	MUC6		CD10	
肠型表型 仅肠型标志物阳性	MUC5AC		MUC2	
	MUC6		CD10	

图1 非乳头区SM癌表型表达的研究方法。根据用胃型标志物（MUC5AC、MUC6）和肠型标志物（MUC2、CD10）施行免疫组织化学染色时各标志物的表达结果，分类为胃型表型（仅胃型标志物呈阳性）、胃肠混合型表型（胃型和肠型标志物均呈阳性）和肠型表型（仅肠型标志物呈阳性）中的某一种

表1 非乳头区M癌和SM癌的临床表现及内镜表现的比较

	M癌（n=173）	SM癌（n=15）	P值
中位年龄（四分位范围）	64岁（36～86岁）	68岁（49～85岁）	0.062
性别（男性：女性）	107（61.8%）：66（38.2%）	8（53.3%）：7（46.7%）	0.516
病变部位			0.109
球部	27（15.6%）	4（26.7%）	
十二指肠上角	18（10.4%）	2（13.3%）	
降部（乳头口侧）	40（23.1%）	7（46.7%）	
降部（乳头肛侧）	65（37.6%）	1（6.7%）	
十二指肠下角	12（6.9%）	0	
水平部	11（6.4%）	1（6.7%）	
与主乳头的位置关系（口侧：肛侧）	85（49.1%）：88（50.9%）	13（86.7%）：2（13.3%）	0.005
色调			0.045
发红	92（53.2%）	12（80.0%）	
白色/同色	81（46.8%）	3（20.0%）	
肉眼分型			<0.001
隆起型（0-Ⅰ，SMT）	31（17.9%）	7（46.7%）	
表面型（0-Ⅱa，0-Ⅱb，0-Ⅱc）	130（75.1%）	0	
复合型（0-Ⅱa+Ⅱc，0-Ⅱa+Ⅰ）	12（6.9%）	8（53.3%）	
有0-Ⅰ成分	36（20.8%）	5（33.3%）	0.260

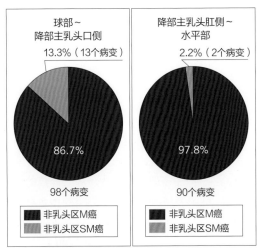

a｜b　**图2** 病变部位与SM癌发生率的相关性。在浅表性十二指肠癌（M癌+SM癌）中，SM癌所占的比例为球部～降部主乳头口侧13.3%（13/98），降部主乳头肛侧～水平部2.2%（2/90），球部～降部主乳头口侧的SM癌的比例较高

88个病变（50.9%），主乳头口侧和肛侧的比例大致各占一半；但SM癌有13个病变（86.7%）在主乳头口侧，发生在主乳头口侧的比例明显较多。另外，在浅表性十二指肠非乳头区癌（M癌＋SM癌）中，SM癌所占的比例为主乳头口侧13.3%（13/98），主乳头肛侧2.2%（2/90），发生于主乳头口侧的SM癌比例较高（**图2**）。色调方面，M癌有92个病变（53.2%）发红，81个病变（46.8%）为白色或同色；而SM癌有12个病变（80.0%）发红，发红的比例明显较高。肉眼分型方面，M癌中表面型为130个病变（75.1%），占大部分；而SM癌中隆起型为7个病变（46.7%），复合型为8个病变（53.3%），未见表面型病变。

2）非乳头区M癌和SM癌的治疗方法和组织病理学表现的比较

治疗方法和组织病理学表现如**表2**所示。治疗方法方面，SM癌15个病变中的12个病变

表2 非乳头区M癌和SM癌的治疗方针和组织病理学表现的比较

	M癌（n=173）	SM癌（n=15）	P值
治疗方法（内镜切除：外科切除）	99（57.2%）：74（42.8%）	3（20.0%）：12（80.0%）	0.006
淋巴结清扫（有：无）	33（19.1%）：140（80.9%）	13（86.7%）：2（13.3%）	<0.001
完全整块切除率（R0切除率）	142（82.1%）	13（86.7%）	0.654
中位瘤径（范围）	17 mm（3~92 mm）	12 mm（6~70 mm）	0.301
组织学分化程度			<0.001
高分化	173（100%）	7（46.7%）	
中分化	0	4（26.7%）	
低分化	0	4（26.7%）	
脉管浸润（LVI）			<0.001
阳性	0	7（46.7%）	
阴性	173（100%）	8（53.3%）	
表型表达			—
胃型	—	6（40.0%）	
胃肠混合型	—	8（53.3%）	
肠型	—	1（6.7%）	

表3 非乳头区SM癌的表型表达与病变部位的关系

	胃型表型（n=6）	胃肠混合型表型（n=8）	肠型表型（n=1）
病变部位			
球部	0	4（50.0%）	0
降部（主乳头口侧）	6（100%）	3（37.5%）	0
降部（主乳头肛侧）	0	1（12.5%）	0
水平部	0	0	1（100%）
与主乳头之间的位置关系			
口侧	5（100%）	8（88.9%）	0
肛侧	0	1（11.1%）	1（100%）

（80.0%）施行了外科切除。包括内镜切除后追加外科切除的1个病变在内，共计有13个病变（86.7%）施行了淋巴结清扫。中位瘤径方面，M癌为17 mm，SM癌为12 mm，未见显著性差异。组织学分化程度方面，M癌的所有病变均为高分化；而SM癌有7个病变（46.7%）为高分化、4个病变（26.7%）为中分化、4个病变（26.7%）为低分化，见有中分化~低分化病变。LVI方面，M癌的全部病变均呈阴性，而SM癌有7个病变（46.7%）呈阳性。

3）非乳头区SM癌的表型表达与病变部位的关系
SM癌的表型表达和病变部位的关系如**表3**所示。表型表达方面，SM癌的15个病变中，胃型表型为6个病变（40.0%），胃肠混合型表型为8个病变（53.3%），肠型表型为1个病变（6.7%）；胃型表型和胃肠混合型表型的14个病变（93.3%）中，见有MUC5AC和MUC6的共表达，胃肠混合型表型病变中全部病例均为胃型表型优势。从不同表型来看病变部位时，胃型表型的全部病变均为降部（主乳

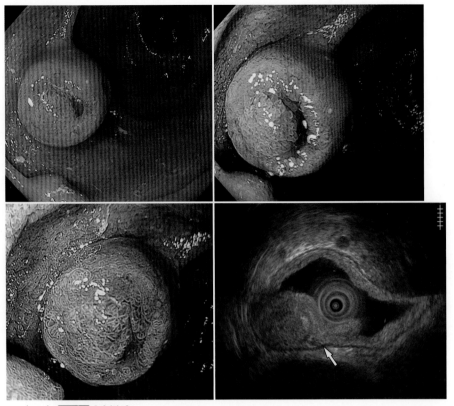

a	b
c	d

图3 [病例1]

a 常规内镜像。在十二指肠降部（主乳头口侧）见有约10 mm大小、顶部有凹陷的SMT样隆起性病变。凹陷内部略微发红，见有略不规则的凹凸。

b 靛胭脂染色像。隆起部为正常的十二指肠黏膜，而凹陷部则呈比周围更粗大的绒毛结构。

c NBI像。隆起部为有规则的绒毛结构。凹陷边缘的绒毛结构变得略显粗大，凹陷内部呈大小不一的不规则结构。通过自凹陷部取材的活检被诊断为tub2。

d EUS像。肿瘤作为呈充实性的低回声肿瘤被扫查出来。虽然见有怀疑为第3层变薄的表现（黄色箭头所指），但没有中断，决定施行ESD。

头口侧）；胃肠混合型表型为球部 4 个病变，降部（主乳头口侧）3 个病变，降部（主乳头肛侧）1 个病变；肠型表型为水平部 1 个病变。胃型表型和胃肠混合型表型的 92.9%（13/14）位于主乳头口侧。代表性的 SM 癌病例如**图3**（**病例1**）和**图4**（**病例2**）所示。

2．研究2：非乳头区SM癌的淋巴结转移率及其风险因素

1）非乳头区M癌和SM癌的淋巴结转移率

非乳头区 M 癌和 SM 癌的淋巴结转移率如**表4**所示。本研究仅通过已施行了区域淋巴结清扫的病变和能够确认 5 年无复发生存的

病变进行了分析。M 癌在全部病变均为淋巴结转移阴性，淋巴结转移率为 0%［95% 可信限（95% confidence interval，95%CI）为 0 ~ 4.7］；而 SM 癌的 14 个病变中有 6 个病变为淋巴结转移阳性，淋巴结转移率为 42.9%（95%CI 为 17.7 ~ 71.1）。淋巴结转移阳性的 6 个病变的详细情况如**表5**所示。对全部病变施行了胰十二指肠切除或通过幽门侧胃切除进行了外科切除。病变部位全部为主乳头口侧；表型表达方面，3 个病变为胃肠混合型表型，3 个病变为胃型表型。组织学分化程度方面，6 个病变中有 4 个病变为低分化。临床转归方面，原病死

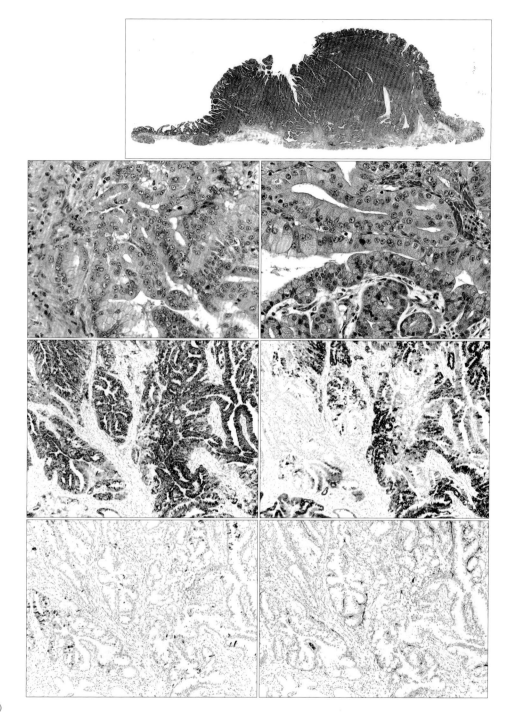

e	
f	g
h	i
j	k

图3 （续）

e ESD标本的实体显微镜像。在中心部观察到具有开口部样凹陷的SMT样结构。

f 肿瘤部的高倍放大像。由具有淡亮~弱嗜酸性细胞质和核小体明显、类圆形核的肿瘤细胞构成。虽然N/C比略低，但根据核异型及结构异型而被诊断为癌。病理诊断为：13 mm×13 mm，0-Ⅰ，高分化~中分化腺癌（adenocarcinoma，well to moderately differentiated），pT1b-SM（从黏膜肌层到病变最深处的距离为3000 μm），Ly1，V1，pHM0，pVM0。在边缘部见有低度异型的Brunner腺瘤样成分和非肿瘤性Brunner腺，推测癌是发生于Brunner腺。

g 腺瘤样成分（下方）和腺癌成分（上方）的交界。腺癌成分与腺瘤样成分相比核异型为高度。

h~k 免疫组织化学染色像。MUC5AC大致整体上呈阳性（h）；MUC6虽然不均一，但大部分呈阳性（i）；在一部分MUC5AC和MUC5AC均呈阳性。MUC2（j）、CD10（k）为阴性。根据以上结果，诊断为胃型表型。

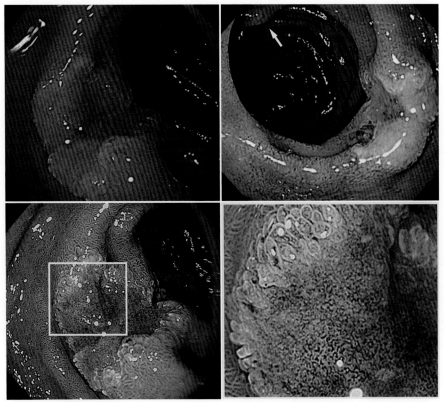

a	b
c	d

图4 ［病例2］

a 常规内镜像。在十二指肠降部（主乳头口侧）见有约10 mm大小、伴有边缘隆起的凹陷性病变（0-Ⅱa+Ⅱc）。边缘隆起略呈白色，凹陷内部呈发红。

b 靛胭脂染色像。病变部位是从主乳头（黄色箭头所指）到第一皱襞的口侧。

c NBI非放大像。在边缘隆起部见有粗大的绒毛结构，凹陷内部结构消失，作为褐色区域（brownish area）被辨识。

d c的黄框部放大像。凹陷内部结构消失，见有扩张蛇行的拔塞钻结构（corkscrew pattern）样的异型血管。通过自凹陷部取材的活检被诊断为por，施行了胃次全保留胰十二指肠切除术（subtotal stomach preserving pancreaticoduodenectomy，SSPPD）。

亡2例，复发生存1例，无复发生存3例，还见有呈预后不良临床经过的病例。

2）非乳头区SM癌淋巴结转移的风险因素分析

SM癌淋巴结转移风险因素的分析结果如**表6**所示。瘤径10 mm以下的5个病变中有3个病变（60.0%）为淋巴结转移阳性。无论是哪种组织学分化程度均见有淋巴结转移，而低分化的全部病变（4/4病变）均为淋巴结转移阳性。另外，从有无LVI的情况看，在LVI阳性病例中见有淋巴结转移阳性较多的趋势（LVI阳性57.1% vs LVI阴性28.6%）。从SM浸润深度来看，SM浸润深度400～499 μm的4个病变中

有2个病变为淋巴结转移阳性，而在本研究的对象中没有SM浸润深度为1～399 μm的病例，因此不能进行SM浅层浸润癌的风险评估。从不同表型来看，胃型表型病变有60.0%（3/5）见有转移，胃肠混合型表型病变有37.5%（3/8）见有转移，肠型表型病变的1例为转移阴性。

讨论

对于多数的消化道（食管、胃和大肠）浅表癌，已明确了淋巴结转移率及其风险因素，在内镜治疗后施行追加外科手术的推荐标准非常明确。另外，通过内镜切除后的组织学评估，

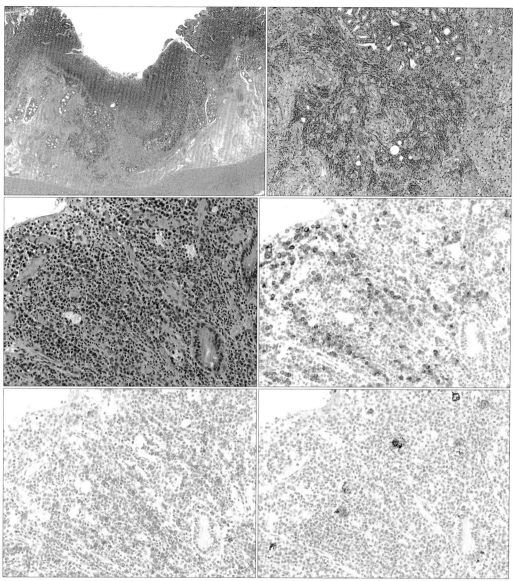

e	f
g	h
i	j

图4（续）

e 外科切除标本的组织病理像（低倍放大）。边缘有轻度的增厚，与中心部的凹陷一致见有肿瘤。呈伴有纤维化的向黏膜下浸润表现。

f 黏膜下浸润部的中倍放大像。在Brunner腺附近可以观察到低分化腺癌的浸润。病理诊断为：5 mm×5 mm，0-Ⅱa+Ⅱc，低分化腺癌（adenocarcinoma, poorly differentiated），pT1b-SM（从黏膜肌层到病变最深处的距离为2200 μm），Ly1，V1，pPM0、pDM0和pN1（1/17）。

g HE染色高倍放大像。

h~j 对和g同部位连续切片的免疫组织化学染色像。MUC5AC在许多肿瘤细胞呈阳性（h）；MUC6比MUC5AC略少，但见有许多阳性细胞（i）。有少数的MUC2阳性细胞，只占全部细胞的不到10%（j）。在肿瘤内没有腺腔形成，未观察到CD10阳性的刷状缘。根据以上结果，诊断为胃型表型。

表4 非乳头区M癌和SM癌的淋巴结转移率

	病例数	淋巴结转移阳性	95%CI
M癌	77	0*	0% ~ 4.7%
SM癌	14	6（42.9%）*	17.7% ~ 71.1%

*：$P<0.001$，仅研究了确认区域淋巴结清扫（3个以上）和5年无复发生存的病例。

表5 淋巴结转移阳性的非乳头区SM癌6个病变的详情

病例	年龄/性别	病变部位	肉眼分型	瘤径/mm	治疗方法	组织学分化度（优势型）	SM浸润深度/μm	淋巴管浸润	静脉浸润	黏液表型	转归
1	60多岁/F	球部	0-Ⅱa+Ⅰs	33	DG	高分化	700（从MM测定）	+	-	胃肠混合	原病死亡
2	60多岁/M	SDA	0-Ⅰ	10	SSPPD	低分化	400（从MM测定）	+	-	胃型	原病死亡
3	40多岁/F	SDA	0-Ⅱa+Ⅱc	6	SSPPD	低分化	1800（从MM测定）	-	-	胃型	复发生存
4	70多岁/M	降部乳头口侧	0-Ⅱa+Ⅱc	5	SSPPD	低分化	2200（从MM测定）	+	+	胃型	无复发生存
5	80多岁/M	球部	0-Ⅰ	70	DG	高分化	400（从MM测定）	-	-	胃肠混合	无复发生存
6	80多岁/M	降部乳头口侧	0-Ⅱc+Ⅱa	20	PPPD	低分化	2200（从MM测定）	+	+	胃肠混合	无复发生存

DG：幽门侧胃切除术；F：女性；M：男性；MM：黏膜肌层；PPPD：保留幽门环的胰十二指肠切除术；SDA：十二指肠上角；SSPPD：胃次全保留胰十二指肠切除术。

还可以对壁浸润深度、瘤径、组织分型、LVI、切缘等因素进行评分，将淋巴结转移风险进行分级。对并存疾病较多的老年人，也可以根据淋巴结转移风险来决定可否施行手术。另一方面，浅表性十二指肠非乳头区癌的淋巴结转移率及其风险因素尚不明确，关于SM癌在内镜治疗后是否需要追加外科手术，目前尚无明确的标准。

1. SM癌的淋巴结转移风险因素

浦冈等报道，对通过"关于确立原发性早期十二指肠癌内镜治疗的适应证及根治标准的多中心协作回顾性研究"获得的浅表性十二指肠非乳头区癌269个病变进行了分析，其结果为SM癌为34个病变（12.6%），其中19个病变施行了外科切除，淋巴结转移率为42.1%（8/19）。另外，在2000年以后发表的有关SM癌淋巴结转移率的5篇综述性论文中，SM癌27个病变中有6个病变为淋巴结转移阳性，淋巴结转移率为22.2%。在笔者等所经治的病例中，SM癌的淋巴结转移率为42.9%（6/14），与前述的浦冈等报道的淋巴结转移率基本相同，推测十二指肠SM癌的淋巴结转移率高达40%左右。在所经治病例的淋巴结转移风险因素的分析中，发现呈低分化、LVI阳性、胃型表型或胃肠混合型表型的病变高比例见有淋巴结转移。另外，呈胃型标志物阳性的胃型表型、胃肠混合型表型（胃型优势）的SM癌占多数，但Hida等报道，呈胃型表型的胃肿瘤和十二指肠肿瘤在组织学、分子遗传学上类似。据报道，在胃癌，低分化肿瘤为淋巴结转移的风险因素，推测呈胃型表型的低分化十二指肠肿瘤也同样是淋巴结转移的风险因素。另外，在对十二指肠癌手术病例的综述中，报道LVI阳性是预后不良因素，可以说LVI阳性是决定可否施行追加外科切除的重要因素。根据上述报道，十二指肠 SM 癌与其他消化道器官有同等或更高的淋巴结转移风险，而且低分化或 LVI 阳性的病患可能是淋巴结转移的高危人群，认为是应该积极推荐追加外科切除的对象。笔者等的研究结果，因为分析的病例数少，而且肠型表型病变只有 1 例，虽然根据尚不充分，但认为呈胃型标志物阳性的胃型表型、胃肠混合型表型（胃型优势）的肿瘤有可能淋巴结转移风险高。

2. SM 癌的临床病理学特征

如上所述，由于 SM 癌高比例见有淋巴结转移，适合施行伴有周围淋巴结清扫的外科切除。另一方面，由于 M 癌可以施行以内镜切除为主的局部切除，因此术前诊断中 M 癌和 SM 癌的鉴别诊断是决定治疗方针的重要步骤。Goda 等报道，分析通过日本国内多中心问卷调查所得到的 SM 癌 10 个病变的结果，在色调方面，所有病变都有发红的部位，70%（7/10 病变）为单独发红或发红为主；肉眼分型上，全部病例见有较高的隆起或伴有凹陷的隆起。在笔者等的研究中，色调发红的病变比例高，肉眼分型以 0-Ⅰ型和 SMT 样的隆起为主体的病变或 0-Ⅱa+Ⅱc 型等隆起和凹陷复合型的病变居多，与已有报道的结果相同。在组织病理学上，M 癌的全部病变均为高分化，而 SM 癌的半数以上病变为中分化～低分化。因此，可以说在术前活检诊断为中分化～低分化的情况下，应考虑 SM 浸润的可能性，慎重地进行浸润深度诊断。另外，虽然笔者等没有进行研究，但因为有关于超声内镜检查（endoscopic ultrasonography，EUS）能够指出 SM 浸润的病例报道，因此内镜表现有可能是浸润深度诊断的参考表现。

Ushiku 等报道，通过免疫组织化学染色将十二指肠非乳头区癌分为胃型、肠型、胆胰型、不确定型的结果，胃型的全部病例发生于十二指肠近端。分析认为，这是由于在十二指肠近端高比例见有 Brunner 腺和胃上皮化生、异位胃黏膜等可能成为胃型腺癌的发生起源的

组织，而在十二指肠远端几乎看不到这些组织。另外，其他的报道显示，十二指肠腺癌与腺瘤相比，胃型标志物的表达率高；SM 癌与 M 癌相比，胃型标志物的表达率高，提示胃型标志物的表达与恶性程度有关。在笔者等的研究中，在 93.3%（14/15）的 SM 癌中见有胃型标志物的表达，其中 92.9%（13/14）发生于主乳头口侧，与已有报道的结果相同。这一事实提示，今后在打算确立黏膜内肿瘤中的癌和腺瘤的组织病理学鉴别标准时，有可能需要分析不同的表型。

3. 所推荐的治疗方针

根据已有报道及本研究的结果，由于 SM 癌高比例见有淋巴结转移，应该推荐能够清扫周围淋巴结的术式，例如胰十二指肠切除等。在进行浅表性十二指肠非乳头区癌的术前诊断时应该考虑：①病变部位为主乳头口侧、②肉

表6 非乳头区SM癌淋巴结转移风险因素的分析

	病例数	淋巴结转移*	
		阴性	阳性
瘤径			
≤10 mm	5	2（40.0%）	3（60.0%）
>10 mm	9	6（66.7%）	3（33.3%）
组织学分化程度			
高分化～中分化	10	8（80.0%）	2（20.0%）
低分化	4	0	4（100%）
脉管浸润（LVI）			
阴性	7	5（71.4%）	2（28.6%）
阳性	7	3（42.9%）	4（57.1%）
SM浸润深度（μm）			
0<X<400	0	—	—
400≤X<500	4	2（50.0%）	2（50.0%）
500≤X<1000	2	1（50.0%）	1（50.0%）
1000≤X	8	5（62.5%）	3（37.5%）
表型表达			
胃型	5	2（40.0%）	3（60.0%）
胃肠混合型	8	5（62.5%）	3（37.5%）
肠型	1	1（100%）	0

*：仅研究了确认区域淋巴结清扫（3个以上）和5年无复发生存的病例。

眼分型为隆起型或复合型、③表型表达呈胃型或胃肠混合型的肿瘤为 SM 浸润的高风险病变。除了白光观察和 EUS 外，加上组织病理学因素等慎重进行术前诊断是很重要的。另外，在对怀疑 SM 浸润的病变施行内镜切除时，由于必须获得能够进行正确的组织病理学诊断的切除标本，因此要求选择能够确保整块切除的术式。通过进一步的病例积累，确立为了鉴别 M 癌和 SM 癌的诊断标准将是今后的研究课题。另外，笔者认为，重要的是通过提取淋巴结转移的风险因素，明确对 SM 癌的内镜切除的适应证和内镜治疗后施行追加外科切除的推荐标准。

结语

本文对十二指肠非乳头区 SM 癌的临床病理学特征、淋巴结转移率及其风险因素进行了分析。目前，在庆应义塾大学医院肿瘤中心的矢作直久教授担任研究负责人的"关于十二指肠肿瘤诊断及微创治疗的研究会"，正在实施"关于十二指肠肿瘤内镜治疗效果的多中心回顾性研究"，从日本国内 18 个参与单位已经积累了超过 3000 例对十二指肠非乳头区肿瘤施行内镜治疗的病例。其中发现了 SM 癌 47 个病变，详细的结果虽然尚在分析中，但见有与笔者等的研究结果相同的趋势。关于多中心回顾性研究中 SM 癌 47 个病变的临床病理学特征及表型表达的详细情况、内镜治疗效果以及追加外科切除的现状，今后计划在学会发表及形成论文，敬请期待后续报道。

参考文献

[1]Darling RC, Welch CE. Tumors of the small intestine. N Engl J Med 260: 397–408, 1959.

[2]藤澤貴史, 友藤喜信, 黒田信稔, 他. 腺管絨毛腺腫を伴う早期十二指腸癌の1例—本邦報告例249例の臨床病理学的検討. Gastroenterol Endosc 37: 2768–2775, 1995.

[3]長谷康二, 竹腰隆男, 馬場保昌, 他. 早期十二指腸癌の実態と内視鏡的治療の適応の検討—文献報告例の分析を基に. 消内視鏡 5: 969–976, 1993.

[4]Struck A, Howard T, Chiorean EG, et al. Non-ampullary duodenal adenocarcinoma: factors important for relapse and survival. J Surg Oncol 100: 144–148, 2009.

[5]Sakamoto T, Saiura A, Ono Y, et al. Optimal Lymphadenectomy for duodenal adenocarcinoma: does the number alone matter?

Ann Surg Oncol 24: 3368–3375, 2017.

[6]吉水祥一, 河内洋, 山本頼正, 他. 非乳頭部十二指腸 SM癌の12例. 胃と腸 54: 1131–1140, 2019.

[7]Yoshimizu S, Kawachi H, Yamamoto Y, et al. Clinicopathological features and risk factors for lymph node metastasis in early-stage non-ampullary duodenal adenocarcinoma. J Gastroenterol 55: 754–762, 2020.

[8]阿部展次, 吉本恵理, 小島洋平, 他. 原発性十二指腸進行癌に対する外科治療. 消内視鏡 27: 1125–1131, 2015

[9]Bosman FT, Carneiro F, Hruban RH (eds). WHO Classification of Tumours of the Digestive System, 4th ed. IARC, Lyon, 2010.

[10]八尾隆史, 椛島章, 上月俊夫, 他. 胃型分化型腺癌—新しい抗体を用いた免疫染色による癌の形質判定. 胃と腸 34: 477–485, 1999.

[11]Brierley JD, Gospodarowicz MK, Wittekind C (eds). TNM Classification of Malignant Tumours, 8th edition. Wiley-Blackwell, Hoboken, 2017.

[12]日本胃癌学会（編）. 胃癌取扱い規約, 第15版. 金原出版, 2017.

[13]Association JGC. Japanese gastric cancer treatment guidelines 2010. Gastric Cancer 14: 113–123, 2011.

[14]Watanabe T, Muro K, Ajioka Y, et al. Japanese Society for Cancer of the Colon and Rectum (JSCCR) guidelines 2016 for the treatment of colorectal cancer. Int J Clin Oncol 23: 1–34, 2018.

[15]Sekiguchi M, Oda I, Taniguchi H, et al. Risk stratification and predictive risk-scoring model for lymph node metastasis in early gastric cancer. J Gastroenterol 51: 961–970, 2016.

[16]浦岡俊夫, 栗林志行, 田中寛人, 他. 表在性十二指腸癌におけるSM癌頻度とリンパ節転移率. 消内視鏡 31: 1002–1006, 2019.

[17]Sarela AI, Brennan MF, Karpeh MS, et al. Adenocarcinoma of the duodenum: importance of accurate lymph node staging and similarity in outcome to gastric cancer. Ann Surg Oncol 11: 380–386, 2004.

[18]Kakushima N, Ono H, Takao T, et al. Method and timing of resection of superficial non-ampullary duodenal epithelial tumors. Dig Endosc 26 (Suppl 2): 35–40, 2014.

[19]Poultsides GA, Huang LC, Cameron JL, et al. Duodenal adenocarcinoma: clinicopathologic analysis and implications for treatment. Ann Surg Oncol 19: 1928–1935, 2012.

[20]Kato Y, Takahashi S, Kinoshita T, et al. Surgical procedure depending on the depth of tumor invasion in duodenal cancer. Jpn J Clin Oncol 44: 224–231, 2014.

[21]Hida R, Yamamoto H, Hirahashi M, et al. Duodenal neoplasms of gastric phenotype: an immunohistochemical and genetic study with a practical approach to the classification. Am J Surg Pathol 41: 343–353, 2017.

[22]Gotoda T, Yanagisawa A, Sasako M, et al. Incidence of lymph node metastasis from early gastric cancer: estimation with a large number of cases at two large centers. Gastric Cancer 3: 219–225, 2000.

[23]Li D, Si X, Wan T, et al. Outcomes of surgical resection for primary duodenal adenocarcinoma: A systematic review. Asian J Surg 42: 46–52, 2019.

[24]Goda K, Kikuchi D, Yamamoto Y, et al. Endoscopic diagnosis of superficial non-ampullary duodenal epithelial tumors in Japan: Multicenter case series. Dig Endosc 26 (Suppl 2): 23–29, 2014.

[25]Ushiku T, Arnason T, Fukayama M et al. Extra-ampullary

duodenal adenocarcinoma. Am J Surg Pathol 38: 1484–1493, 2014.

[26]Toba T, Inoshita N, Kaise M, et al. Clinicopathological features of superficial non-ampurally duodenal epithelial tumor ; gastric phenotype of histology correlates to higher malignant potency. J Gastroenterol 53: 64–70, 2018.

[27]Minatsuki C, Yamamichi N, Inada KI, et al. Expression of gastric markers is associated with malignant potential of nonampullary duodenal adenocarcinoma. Dig Dis Sci 63: 2617–2625, 2018.

Summary

Clinicopathological Features and Treatment Strategies for Submucosal Invasive Non-ampullary Duodenal Adenocarcinoma

Shoichi Yoshimizu[1], Hiroshi Kawachi[2,3],
Yorimasa Yamamoto[4], Kaoru Nakano[2,3],
Manabu Takamatsu, Yusuke Horiuchi[1],
Akiyoshi Ishiyama, Toshiyuki Yoshio,
Toshiaki Hirasawa, Hiromichi Ito[5],
Junko Fujisaki[1]

This study aimed to clarify clinicopathological features and treatment strategies for submucosal invasive NADAC (non-ampullary duodenal adenocarcinoma) . We retrospectively reviewed 188 lesions with superficial NADAC treated at our institution ; of these, 173 had intramucosal (M–) and 15 had submucosal (SM–) NADAC. On comparing the endoscopic features, tumor location proximal to the papilla (SM: 86.7% vs. M: 49.1%) , reddish color lesions (SM: 80% vs. 53.2%) , and mixed macroscopic type (0–IIa+IIc or 0–IIa+I) (SM: 53.3% vs. M: 6.9%) were found to be significantly more frequent in SM-NADAC than in M-NADAC. Regarding histopathological features, poorly differentiated tumor (26.7% vs. 0%) and presence of lymphovascular invasion (46.7% vs. 0%) were significantly more frequent in SM-NADAC than in M-NADAC. Almost all SM-NADAC lesions showed expression of gastric phenotypic markers (MUC5AC and/or MUC6) , and the tumor immunophenotype was classified into gastric or mixed phenotype (expression of both gastric and intestinal markers) . Six of 14 patients with SM-NADAC developed lymph node metastasis (lymph node metastasis rate: 42.9%) . Thus, surgical treatment with regional lymph node dissection is recommended as a treatment strategy for SM-NADAC.

[1]Department of Gastroenterology, Cancer Institute Hospital of Japanese Foundation for Cancer Research, Tokyo.

[2]Department of Pathology, Cancer Institute Hospital of Japanese Foundation for Cancer Research, Tokyo.

[3]Division of Pathology, Cancer Institute, Japanese Foundation for Cancer Research, Tokyo.

[4]Department of Gastroenterology, Showa University Fujigaoka Hospital, Endoscopy Center, Yokohama, Japan.

[5]Department of Hepatobiliary and Pancreatic Surgery, Cancer Institute Hospital of Japanese Foundation for Cancer Research, Tokyo.

GNAS 突变在十二指肠肿瘤 / 肿瘤样病变发生中的意义

关根 茂树[1]

摘要●在十二指肠除了呈肠上皮分化的肿瘤外，还可以观察到胃型肿瘤的发生。一般认为，胃上皮化生和异位胃黏膜是胃型肿瘤的发生起源组织，但由于它们不表现出异型，所以分别被理解为反应性变化和先天性异位性组织。但是，由于这些病变往往具有 GNAS、KRAS 突变，至少其中一部分可以被认为是伴有基因突变的增生性病变，并且在幽门腺腺瘤和胃型腺癌中也共同见有 GNAS、KRAS 突变，这一点也支持胃上皮化生、异位胃黏膜具有作为胃型肿瘤前体病变的性质。因为 GNAS 突变在呈肠型分化的肿瘤中极为罕见，因此可以认为是在呈胃上皮分化的十二指肠肿瘤的特征性分子异常。

关键词　幽门腺腺瘤　胃型腺癌　GNAS 突变　胃上皮化生　异位胃黏膜

[1] 国立がん研究センター中央病院病理诊断科
〒 104-0045 東京都中央区築地 5 丁目 1-1　E-mail：ssekine@ncc.go.jp

前言——GNAS 突变

GNAS 是编码 G 蛋白之一——激活型 G 蛋白（stimulatory G-protein，Gs）的 α 亚基的基因。Gs 在 G 蛋白偶联型受体的调控下，接受配体与受体的结合，激活腺苷酸环化酶，使第二信使 cAMP 的细胞内浓度升高。cAMP 通过蛋白激酶 A（protein kinase A，PKA）的激活，调控离子通道、代谢相关酶、cAMP 反应元件结合蛋白（cAMP response element binding protein，CREB）等转录因子的活性。在肿瘤中见有的 GNAS 突变为功能获得型，通过激活下游信号促进肿瘤的发生。

肿瘤中 GNAS 突变的存在较早就被人们所发现，1989 年就有报道称在垂体腺瘤中存在 GNAS 突变。虽然作为癌基因的 GNAS 研究已经有 30 年以上的历史，但是之后的 GNAS 突变的报道仅限于甲状腺腺瘤、黏液腺瘤、骨纤维异常增殖症等比较罕见的肿瘤，在消化系统肿瘤中的 GNAS 突变几乎不为人所知。

但是，以 2011 年 Wu 等进行的在 66% 的胰管内乳头状黏液瘤存在 GNAS 突变的报道为契机，陆续有文献报道了大肠绒毛腺瘤、阑尾黏液性肿瘤、胃 / 十二指肠幽门腺腺瘤中高比例的 GNAS 突变。令人很感兴趣的是，高比例见有 GNAS 突变的消化系统肿瘤大多呈良性或低恶性度，呈胃型上皮分化，产生丰富的黏液，除了这一特征之外，还常常共存 KRAS 突变。因为当把肿瘤中见有的突变型 GNAS 导入大肠癌培养细胞中时，可强烈诱导分泌型黏液的 MUC2、MUC5AC 的表达，这提示 GNAS 突变与促进肿瘤中黏液的产生有直接关系。另一方面，*GNAS* 突变在发生于消化系统的普通型腺癌中很少见，是组织型特异性较强的基因突变。

在十二指肠非肿瘤性病变中的 *GNAS*、*KRAS* 突变

在十二指肠可见有组织病理学上呈多种形态/表型的腺瘤/腺癌的发生。十二指肠黏膜的表层被小肠型上皮所覆盖，以十二指肠近端为中心 Brunner 腺比较发达，被认为分别是肠型和胃型肿瘤的发生起源组织。肠型肿瘤以降部为中心，在整个十二指肠均可发生，而胃型肿瘤则是好发于十二指肠球部，这一点是支持胃型肿瘤与 Brunner 腺相关的表现。另外，由于发生于十二指肠的幽门腺腺瘤和胃型腺癌常伴有胃小凹上皮化生、异位胃黏膜（异位性胃底腺黏膜），提示这些化生性或异位性胃型上皮与胃型肿瘤的发生有关。

一般认为，胃小凹上皮化生是在 Brunner 腺存在的区域见有的反应性或再生性变化，而异位胃黏膜是先天性的异位性组织。但是，笔者等以这些病变为对象进行基因突变分析的结果显示，在胃小凹上皮化生病变的 41%、异位胃黏膜病变的 28% 中见有 *GNAS* 突变，在胃小凹上皮化生病变的 26%、异位胃黏膜病变的 2% 中见有 *KRAS* 突变（图 1）。这些表现与以前的理解不同，表明至少胃小凹上皮化生、异位胃黏膜的一部分是伴有基因突变的增殖性病变。

在十二指肠腺瘤/腺癌中的 *GNAS*、*KRAS* 突变

作为呈向胃型上皮分化的腺瘤性病变，在 WHO 分类中记载有幽门腺腺瘤，而在幽门腺腺瘤中 *GNAS* 突变为 92% ～ 100%，*KRAS* 突变为 41% ～ 80%，均见有高比例发生（图 1）。另一方面，在占十二指肠腺瘤大半的肠型腺瘤中未发现 *GNAS* 突变，*KRAS* 突变为 11% ～ 20%。也就是说，*GNAS*、*KRAS* 突变在幽门腺腺瘤中都是高比例发生的，特别是

GNAS 突变是幽门腺腺瘤特异性的。虽然在胃也见有幽门腺腺瘤、肠型腺瘤，但同样 *GNAS* 突变也是幽门腺腺瘤特异性的。

在十二指肠腺癌中，胃型上皮分化和 *GNAS* 突变之间也有关系，在胃小凹上皮表达的黏液标志物 MUC5AC 为阳性的腺癌中，30% 见有 *GNAS* 突变，而在 MUC5AC 阴性的腺癌中，*GNAS* 突变仅为 7%（$P = 0.037$）。另一方面，在 MUC5AC 表达与 *KRAS* 突变之间未见显著的相关性。

结语 ——胃型上皮分化与 *GNAS* 突变

如上所述，在呈胃型上皮分化的十二指肠肿瘤中高比例见有 *GNAS* 突变，而在呈肠型表型的肿瘤中很罕见，因此可以说 *GNAS* 突变是与胃型上皮分化密切相关的基因突变。同样，在呈胃型表型的病变中也高比例见有 *KRAS* 突变，但由于在主要呈肠上皮分化的病变中也见有 *KRAS* 突变，所以其特异性较低。*GNAS* 突变是呈胃型表型的肿瘤的特征性表现，这在考虑其组织发生上也很重要。胃小凹上皮化生和异位胃黏膜中 *GNAS* 突变的存在，在支持把这些病变定位为肿瘤前体病变的同时，提示 *GNAS* 突变是在十二指肠胃型肿瘤发生的最早期发生的分子异常之一。十二指肠腺癌的发生过程多种多样，现在仍有很多不明之处，但笔者认为，在理解呈一系列胃型上皮分化的肿瘤发生路径上，*GNAS* 突变是重要的分子异常。

参考文献

[1] Landis CA, Masters SB, Spada A, et al. GTPase inhibiting mutations activate the alpha chain of Gs and stimulate adenylyl cyclase in human pituitary tumours. Nature 340; 692-696, 1989.

[2] Wu J, Matthaei H, Maitra A, et al. Recurrent *GNAS* mutations define an unexpected pathway for pancreatic cyst development. Sci Transl Med 3; 92ra66, 2011.

[3] Yamada M, Sekine S, Ogawa R, et al. Frequent activating *GNAS* mutations in villous adenoma of the colorectum. J Pathol 228: 113-118, 2012.

[4] Nishikawa G, Sekine S, Ogawa R, et al. Frequent *GNAS* mutations in low-grade appendiceal mucinous neoplasms. Br J Cancer 108: 951-958, 2013.

胃型病变

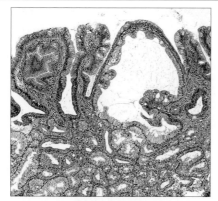

胃小凹上皮化生
GNAS 41%，*KRAS* 26%

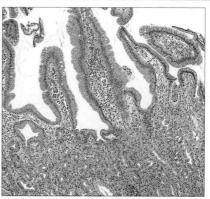

异位胃黏膜
GNAS 28%，*KRAS* 2%

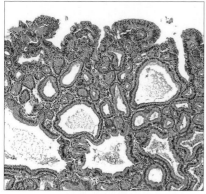

幽门腺腺瘤
GNAS 100%，*KRAS* 80%

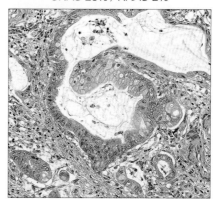

胃型腺癌
GNAS 32%，*KRAS* 47%

肠型病变

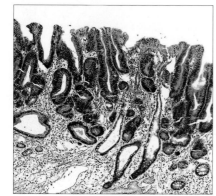

肠型腺瘤
GNAS 0%，*KRAS* 11%

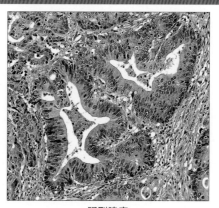

肠型腺癌
GNAS 5%，*KRAS* 42%

图1 在十二指肠病变的*GNAS*、*KRAS*突变。以免疫组织化学染色的结果为基础重新分析了在腺癌中的突变发生率

（图中的百分比来源于 "Ishizu K, et al. APC mutations are common in adenomas but infrqeuent in adenocarcinomas of the non-ampullary duodenum. J Gastroenterol 2021, in press；Matsubara A, et al. Activating GNAS and KRAS mutations in gastric foveolar metaplasia, gastric heterotopia, and adenocarcinoma of the duodenum. Br J Cancer 112：1398-1404, 2015"）

[5]Matsubara A, Sekine S, Kushima R, et al. Frequent *GNAS* and *KRAS* mutations in pyloric gland adenoma of the stomach and duodenum. J Pathol 229; 579–587, 2013.

[6]Ushiku T, Arnason T, Fukayama M, et al. Extra–ampullary duodenal adenocarcinoma. Am J Surg Pathol 38; 1484–1493, 2014.

[7]Ishizu K, Hashimoto T, Naka T, et al. *APC* mutations are common in adenomas but infrequent in adenocarcinomas of the non–ampullary duodenum. J Gastroenterol 2021 〔Epub ahead of print〕.

[8]Matsubara A, Ogawa R, Suzuki H, et al. Activating *GNAS* and *KRAS* mutations in gastric foveolar metaplasia, gastric heterotopia, and adenocarcinoma of the duodenum. Br J Cancer 112; 1398–1404, 2015.

Summary

Significance of *GNAS* Mutations in Duodenal Tumors and Tumor–like Lesions

Shigeki Sekine[1]

Tumors with a gastric phenotype, in addition to those with an intestinal phenotype, occur in the duodenum. Gastric–type tumors are presumably derived from gastric foveolar metaplasia and heterotopic gastric mucosa, which are reactive and congenital lesions, respectively. However, a subset of these non–dysplastic lesions harbors *GNAS* and/or *KRAS* mutations ; thus, they are actually proliferative lesions associated with genetic alterations. Furthermore, the common presence of *GNAS* and *KRAS* mutations in pyloric gland adenoma and gastric–type adenocarcinoma supports the preneoplastic nature of gastric foveolar metaplasia and heterotopic gastric mucosa. *GNAS* mutations are molecular features of gastric–type duodenal tumors because they are virtually absent in intestinal–type tumors.

[1]Department of Diagnostic Pathology, National Cancer Center Hospital, Tokyo.

对于十二指肠非乳头区腺瘤／腺癌的外科手术

阿部 展次 [1]

麻生 喜祥

小岛 洋平

鹤见 贤直

桥本 佳和

大木 亚津子

竹内 弘久

铃木 裕

须并 英二

阪本 良弘

摘要● 对于不考虑淋巴结转移也行的十二指肠腺瘤和黏膜内癌，可以通过局部切除（内镜切除或外科切除）来完成治疗。在对于十二指肠肿瘤的外科切除方法中，除了作为根治术的胰十二指肠切除术以外，还有各种缩小手术（经十二指肠黏膜切除术、全层部分切除术、十二指肠切除术等）。另外，许多缩小手术还可以在腹腔镜下进行。近年来，还开发出了内镜切除和增加在腹腔镜下进行浆膜侧加固缝合的术式，作为新的缩小手术备受期待。对于内镜切除困难或被判断为危险的腺瘤和黏膜内癌，在很多情况下可以用这些缩小手术来应对，而需要施行胰十二指肠切除术的情况并不多。

关键词　十二指肠肿瘤　黏膜内癌　十二指肠腺瘤　手术　缩小手术

[1] 杏林大学医学部消化器·一般外科　〒181–8611 東京都三鷹市新川6丁目 20–2　E-mail : abenbtg@ks.kyorin-u.ac.jp

前言

在作为十二指肠肿瘤内镜切除术（endoscopic resection，ER）替代疗法的外科切除中，除了胰十二指肠切除术外，还有多种缩小手术。本文介绍外科手术及缩小手术对十二指肠非乳头区腺瘤和腺癌的适应证，并在展示病例的同时概述缩小手术的实际情况。

对于十二指肠腺瘤/腺癌的外科手术适应证的看法

浸润深于黏膜下层的十二指肠癌的淋巴结转移率高（在黏膜下浸润癌中为5%～11%，在深于固有肌层的浸润癌中为41%～71%），而且还会引起广泛的淋巴结转移。因此，不论原发病灶的位置如何，黏膜下层以深癌的标准治疗手术是伴有系统性淋巴结清扫的胰十二指肠切除术（包括保留幽门环和保留次全胃的术式）。

另一方面，因为黏膜内癌几乎不会引起淋巴结转移，所以不需要预防性的淋巴结清扫，只需进行与腺瘤相同的局部切除（ER或外科切除），即可以完成治疗。腺瘤和黏膜内癌的胰十二指肠切除术，在大多数情况下是过度手术；如果不适合ER，希望尽可能考虑外科缩小手术。

至于是施行ER还是外科缩小手术，因为与肿瘤存在的解剖学因素和内镜技术因素有很大关系，所以目前在各医疗机构其适用程度可能不一样。对于腺瘤和黏膜内癌，在很多医疗机构中施行ER困难的病变大概包括以下情况：瘤径大的病变、邻近十二指肠乳头或晚期的病变、远端（水平部～升部）的病变、内镜操作

表1 对于十二指肠肿瘤的手术

	手术
标准手术（根治性手术）	（保留幽门环或次全胃）胰十二指肠切除术
缩小手术	（胃）十二指肠切除术（包括保留胰的术式）
	十二指肠分节切除术（包括保留胰的术式）
	保留胰的全十二指肠切除术
（局部切除术）	经十二指肠切除术
（局部切除术）	全层部分切除术*
（局部切除术）	ESD+自浆膜侧的加固缝合**

*：LECS原法和其类似手术是全层部分切除术的一种亚型；**：所谓的D-LECS.
（根据"阿部展次，他. 表在性非乳頭部十二指腸上皮性腫瘍に対する縮小手術の可能性. 消内視鏡 31：1095–1099, 2019"修改）

本身受到限制的情况等。这其中的很多病变都是缩小手术的良好适应证。

十二指肠缩小手术的概念和分类

一般来说，胰十二指肠切除术（包括保留幽门环和保留次全胃的术式）被定位为对于十二指肠肿瘤的标准的根治手术，除此之外的手术方法全部被定位为缩小手术（limited surgery）。

作为缩小手术方法，有经十二指肠黏膜切除术、全层部分切除术、十二指肠切除术（包括同时施行胃切除、保留胰术式和分节切除术）等（**表1**）。虽然也有局部切除术这一术语，但这一般是对不伴有相邻其他脏器切除的术式的称呼，在十二指肠相当于经十二指肠切除术、全层部分切除术。另外，在国外通常将这些缩小手术统称为局部切除术（local resection）、有限切除术（limited resection）、简易切除术（simple resection）等。

腹腔镜和内镜联合手术（laparoscopic and endoscopic cooperative surgery，LECS）原法是在腹腔镜下（气腹下），在腹腔内开放消化道，施行全层部分切除；在十二指肠施行的情况下，可以认为本法是外科消化道全层部分切除术的一种亚型。Irino 等的内镜黏膜下剥离术（endoscopic submucosal dissection，ESD）+自浆膜侧的加固缝合，从 ER 和腹腔镜下手术的

联合（cooperation）的角度，被定位为作为广义的 LECS（所谓的十二指肠 LECS 或 D-LECS）的新型缩小手术（局部切除术）。因为 D-LECS 在气腹下的腹腔内无须开放十二指肠即可施行局部切除，因此作为治疗上皮性肿瘤的极具前景的缩小手术而备受期待。

各种缩小手术的适应证和概要

对于难以进行 ER 的腺瘤和黏膜内癌，要在充分考虑肿瘤的大小、病变部位、与十二指肠乳头之间的位置关系、技术事项、医疗机构的经验等多重因素后再决定选择哪种缩小手术（**图1**）。多数腺瘤和黏膜内癌可通过经十二指肠黏膜切除术、全层部分切除术、ESD+ 自浆膜侧的加固缝合（D-LECS）进行治疗。另外，如果掌握十二指肠乳头切除术、乳头成形术和十二指肠分节切除术的手术技巧，也就能够应对多种肿瘤位置和瘤径，因此需要施行胰十二指肠切除术的腺瘤和黏膜内癌就会变得相当有限。

另一方面，考虑需要施行胰十二指肠切除术和即使在外科领域也不太常见的缩小手术——保留胰全十二指肠切除术的肿瘤是像伴有乳头状进展的、表层扩大的大型肿瘤和伴于家族性腺瘤性息肉病（familial adenomatous polyposis，FAP）的多发病变。但是考虑到在后者中已经施行或计划施行大肠全摘术的情况

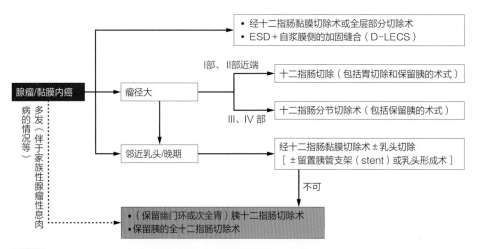

图1 对于难以施行ER的十二指肠腺瘤、黏膜内癌的缩小手术策略
（根据"阿部展次，他. 表在性非乳頭部十二指腸上皮性腫瘍に対する縮小手術の可能性. 消内視鏡 31：1095-1099, 2019"修改）

表2 十二指肠缩小手术的主要手技、适应证、最佳位置、切除限度

	主要手技	适应证·最佳部位·切除限度
经十二指肠黏膜切除术	·十二指肠切开/开放 ·在直视下行周围切开、黏膜下剥离 ·缝合关闭黏膜、黏膜下层缺损部 ·切开、缝合关闭开放部	·Ⅰ~Ⅲ部近端 ·Ⅱ部乳头侧最容易进行 ·限度：切除至2/3周 ·在乳头进展病例联合施行乳头切除±留置胰管支架或乳头形成术
全层部分切除术	·在全层部分切除 ·单纯缝合关闭全层缺损部或吻合消化道（改良Double tract代胃术等）	·因活检而导致瘢痕纤维化严重，黏膜/黏膜下层剥离困难的情况下 ·在不能完全否定SM浸润的情况下[*] ·Ⅰ~Ⅲ部近端 ·前壁~乳头对侧~后壁 ·限度：切除至2/3周[**]
分节切除术（包括切除胃、保留胰的术式）	·分节切除十二指肠 ·十二指肠-十二指肠吻合或十二指肠-空肠吻合	·需要切除2/3周以上的大型肿瘤 ·Ⅲ~Ⅳ部 ·限度：在乳头未涉及病变的情况下
ESD+自浆膜侧的加固缝合（D-LECS）	·在腹腔镜下使十二指肠游离 ·ESD ·在腹腔镜下自浆膜侧加固缝合ESD的黏膜/黏膜下层缺损部	·Ⅰ~Ⅲ部近端 ·前壁~乳头对侧~后壁 ·限度：ESD切除至2/3周

[*]：最好考虑附加术中淋巴结活检；[**]：对于超过1/2周的病变，考虑采用空肠的改良Double tract代胃术等。
（根据"阿部展次，他. 表在性非乳頭部十二指腸上皮性腫瘍に対する縮小手術の可能性. 消内視鏡 31：1095-1099, 2019"修改）

也有不少，为了维持患者的生活质量（quality of life，QOL），笔者认为也应该考虑采用尽可能将ER和缩小手术（经十二指肠黏膜切除等）相结合的保留器官策略。各种缩小手术的主要手术技巧概要，以及笔者等考虑到的各种缩小手术的适应证、最佳位置和切除限度如**表2**所示。

另外，为了追求缩小手术的更低的侵袭性，也散见有在腹腔镜（辅助）下进行这些手术的尝试。为了使十二指肠的各种缩小手术进一步降低侵袭性，笔者等引入了将上腹部正中开腹创口降到最低限度（**图2a**）的多腹腔镜辅助下手术。在腹腔镜下使胰十二指肠游离，松解

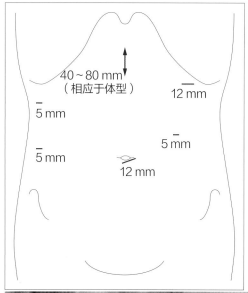

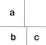

图2 腹腔镜辅助下缩小手术

a 端口留置部位和小开腹创口（箭头所指）。

b 在腹腔镜下通过使胰十二指肠游离，可将十二指肠充分抬举至正中腹壁。

c 术中像。从上腹部正中小开腹创口可以观察到游离的十二指肠。

（根据"阿部展次，他．表在性非乳頭部十二指肠上皮性腫瘍に対する縮小手术の可能性．消内視鏡 31：1095-1099，2019"修改）

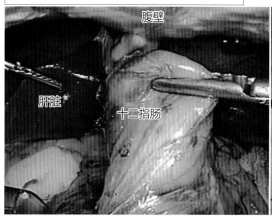

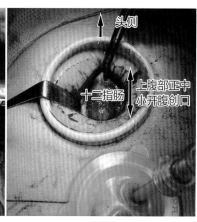

开十二指肠与结肠、胰脏之间的解剖学粘连结构，就可以将十二指肠充分抬高至正中腹壁（**图2b**）。然后，从上腹部正中的小开腹创口（4 ~ 8 cm，根据体型）将十二指肠向创口外展开（**图2c**），在直视下用手进行各种手术操作（经十二指肠黏膜切除、全层部分切除术、乳头切除术、十二指肠切除、缝合、吻合等）。目前，本科室已将除有开腹手术既往史外的病例作为腹腔镜手术的适应证，对包括腺瘤、黏膜内癌在内的各种十二指肠肿瘤施行了31例腹腔镜下十二指肠缩小手术，取得了良好的效果。

病例展示

[**病例1**]　54岁，女性。伴于FAP的腺瘤病例，已经施行过开腹经十二指肠黏膜切除术（并施行摘除胆囊）。

已经施行了大肠全摘术。在十二指肠镜检查中，发现半周性包绕乳头样、约30 mm大小的表面隆起性病变（**图3a、b**）。另外，在降部还散在数毫米大小的扁平隆起性病变。诊断为伴于FAP的多发性十二指肠腺瘤，术前留置了胰管支架（**图3b**），采取对乳头附近的病变（**图3a、b**）施行开腹经十二指肠黏膜切除术（**图3c、d**）、对散在的其他小扁平隆起病变在手术后通过ER切除的方针。

沿着十二指肠前壁切开／开窗，直视下辨识乳头和病变，为防止切入到乳头中，用电刀进行了病变周围切开、黏膜及黏膜下层剥离。

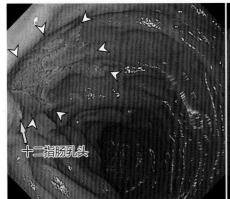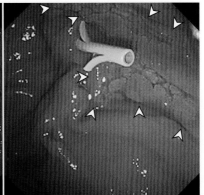

十二指肠乳头

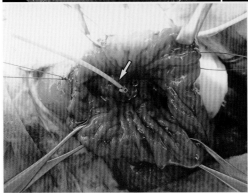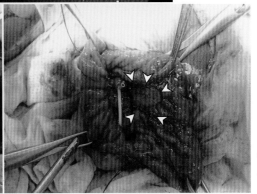

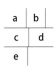

a	b
c	d
e	

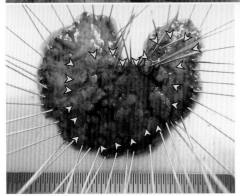

图3 ［**病例1**］施行开腹经十二指肠黏膜切除术（合并施行胆囊摘除）的病例

a 术前内镜像。白色箭头所指为肿瘤。

b 侧视镜像。病变（白色箭头所指）半周性地包绕乳头。为了手术时的乳头确认和预防术后胰腺炎，在患者体内留置了胰管支架。

c 术中像。沿着十二指肠前壁切开/开窗，进行了计划切除部分的烧灼标记。黄色箭头所指为从十二指肠乳头出来的经胆囊管插入的导管。

d 术中像。缝合关闭了病变切除后的黏膜、黏膜下层缺损部（白色箭头所指）。

e 切除标本像。由于保留乳头进行了切除，形成了马蹄形的标本（35 mm × 32 mm）。组织病理学诊断为低度异型的管状腺瘤（黄色箭头所指），肉眼形态为0–Ⅱc+Ⅱa样，32 mm × 27 mm，切缘阴性。

缝合封闭黏膜和黏膜下层的缺损部（**图3d**，白色箭头所指），胰管支架保持不变。将在摘除胆囊时经胆囊管插入的导管的前端留置在胆总管内，形成外瘘，缝合封闭十二指肠前壁切口后结束手术。肿瘤（**图3e**）在组织病理学上被诊断为低度异型的管状腺瘤，32 mm × 27 mm，切缘阴性。

［**病例2**］ 67岁，男性。施行了腹腔镜辅助下经十二指肠黏膜切除术（合并施行胆囊摘除 + 乳头切除）的腺瘤病例。

部分在乳头表层进展的、约30 mm大小的半周性结节集簇病变（**图4a**）。在腹腔镜下使胰十二指肠游离后，直视下从小开腹创口捕捉十二指肠，沿着十二指肠切开/开窗，从乳头表层切除开始，进行了病变周围切开、黏膜及黏膜下层剥离（**图4b**）。将经胆囊管插入的导管的前端留置于胆总管内，形成外瘘。肿瘤在组织病理学上被诊断为低度异型的管状腺

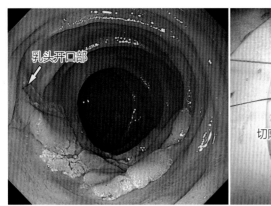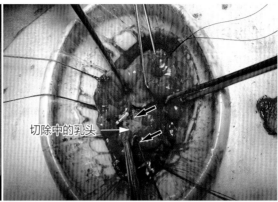

乳头开口部

切除中的乳头

a	b

图4 ［**病例2**］施行腹腔镜辅助下经十二指肠黏膜切除术（合并施行胆囊摘除+乳头切除）的病例
a 术前内镜像。
b 术中像。从乳头的表层切除开始，施行了病变周围切开、黏膜和黏膜下剥离。黑色箭头所指为从乳头出来的经胆囊管插入的导管。

瘤，30 mm×19 mm，切缘阴性。

［**病例3**］ 54 岁，男性。施行了腹腔镜辅助下胰保留十二指肠切除术的腺瘤病例。

肿瘤是从距乳头的肛侧 15 mm 开始扩展到水平部的全周性表面隆起性病变（**图 5a**）。术前在肿瘤近端的边缘留置了多个金属夹（**图 5b**）。在腹腔镜下使胰十二指肠游离，经过切分开十二指肠和胰之间的联结（attachment）等操作后，从小开腹创口将十二指肠向创口外展开。在十二指肠切开 / 开窗下，一边辨识留置的金属夹，一边施行十二指肠分节切除（**图 5c**）。在充分注意不把乳头缝入的同时，施行了十二指肠 – 空肠端端吻合（**图 5c、d**）。肿瘤在组织病理学上被诊断为高度异型腺瘤，60 mm×50 mm，切缘阴性。

结语

关于对十二指肠腺瘤和黏膜内癌的缩小手术，本文在展示病例的同时进行了概述。作为对难以施行 ER 的腺瘤和黏膜内癌的外科治疗，胰十二指肠切除术并不是独一无二的手术方法，在很多情况下可以施行各种缩小手术。在选择适当的缩小手术时，需要注意的肿瘤因素有很多，术前的评估极为重要。

参考文献
[1]阿部展次，小島洋平，橋本佳和，他．十二指腸局所切除の概念・分類・適応疾患．臨消内科 30: 1489-1495, 2015.
[2]阿部展次，吉本惠理，小島洋平，他．原発性十二指腸進行癌に対する外科治療．消内視鏡 27: 1125-1131, 2015.
[3]Abe N, Suzuki Y, Masaki T, et al. Surgical management of superficial non-ampullary duodenal tumors. Dig Endosc Supple 2: 57-63, 2014.
[4]阿部展次，橋本佳和，竹内弘久，他．十二指腸上皮性非乳頭部腫瘍の治療を巡って（1）十二指腸上皮性非乳頭部腫瘍に対する外科治療—縮小手術を中心に．臨消内科 33: 1253-1262, 2018.
[5]阿部展次，鶴見賢直，橋本佳和，他．表在性非乳頭部十二指腸上皮性腫瘍に対する縮小手術の可能性．消内視鏡 31: 1095-1099, 2019.
[6]Hiki N, Yamamoto Y, Fukunaga T, et al. Laparoscopic and endoscopic cooperative surgery for gastrointestinal stromal tumor dissection. Surg Endosc 22: 1729-1735, 2008.
[7]Irino T, Nunobe S, Hiki N, et al. Laparoscopic-endoscopic cooperative surgery for duodenal tumors: a unique procedure that helps ensure the safety of endoscopic submucosal dissection. Endoscopy 47: 349-351, 2015.
[8]Nunobe S, Ri M, Yamazaki K, et al. Safety and feasibility of laparoscopic and endoscopic cooperative surgery for duodenal neoplasm: a retrospective multicenter study. Endoscopy 2020 ［Epub ahead of print］.
[9]Abe N, Takeuchi H, Hashimoto Y, et al. Laparoscopy-assisted transduodenal excision of superficial non-ampullary duodenal epithelial tumors. Asian J Endosc Surg 8: 310-315, 2015.
[10]Abe N, Takeuchi H, Shibuya M, et al. Successful treatment of duodenal carcinoid tumor by laparoscopy-assisted endoscopic full-thickness resection with lymphadenectomy. Asian J Endosc Surg 5: 81-85, 2012.
[11]Abe N, Hashimoto Y, Kawaguchi S, et al. Successful treatment of large adenoma extending close to the papilla in the duodenum by laparoscopy-assisted pancreas-sparing duodenectomy. Asian J Endosc Surg 9: 52-56, 2016.

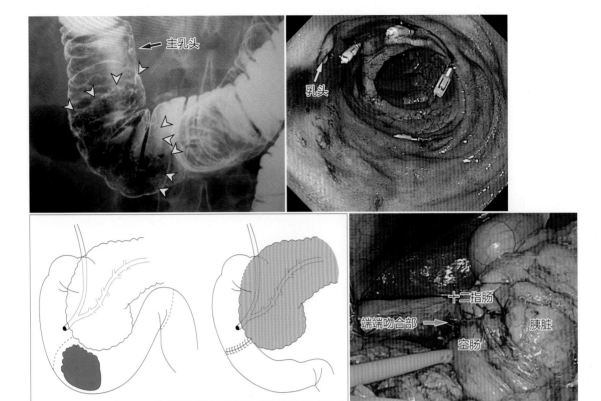

<table>
<tr><td>a</td><td>b</td></tr>
<tr><td>c</td><td>d</td></tr>
</table>

图5 ［病例3］施行腹腔镜辅助下保留胰的十二指肠分节切除术的病例

a 低紧张性十二指肠X线造影像。黄色箭头所指为肿瘤。

b 内镜像。在肿瘤近端的边缘施加了金属夹。

c 手术示意图。虚线所示范围是切除范围。

d 术中腹腔镜像（十二指肠-空肠端端吻合部）。

[12]Abe N, Hashimoto Y, Takeuchi H, et al. Laparoscopy-assisted full-thickness resection of the duodenum for patients with gastrointestinal stromal tumor with ulceration. Asian J Endosc Surg 10: 388-393, 2017.

Summary

Surgical Approach for Non-ampullary Duodenal Adenoma and Carcinoma

Nobutsugu Abe[1], Nobuyoshi Aso, Youhei Kojima, Masanao Tsurumi, Yoshikazu Hashimoto, Atsuko Ohki, Hirohisa Takeuchi, Yutaka Suzuki, Eiji Sunami, Yoshihiro Sakamoto

Surgical resection is the treatment of choice for non-ampullary duodenal adenoma and carcinoma that is not amenable to endoscopic resection due to technical and/or oncological reasons. Duodenal adenoma, as well as intramucosal carcinoma, rarely metastasizes to the lymph nodes ; therefore, even when surgery is indicated, minimal local resection that is as small as possible without lymph node dissection, such as transduodenal mucosal excision, local full-thickness resection, pancreas-sparing segmental duodenectomy, or reinforcement of seromuscular/full layer after endoscopic resection, should be performed as an alternative to pancreatoduodenectomy. A laparoscopic approach can be applicable to almost all limited surgeries.

[1]Department of Gastrointestinal and General Surgery, Kyorin University Faculty of Medicine, Tokyo.

札记

对于十二指肠非乳头区上皮性肿瘤的十二指肠腹腔镜和内镜联合手术（D-LECS）

竹花 卓夫 [1]

小山 恒男 [2]

山本 一博 [1]

远藤 秀俊

高桥 亚纪子 [2]

摘要● 通过腹腔镜手术缝合加固十二指肠壁可以减少对十二指肠上皮性肿瘤施行ESD所引起的迟发性穿孔和术后出血等严重并发症的发生。内镜切除后闭合黏膜是预防并发症最重要的方法，但由于十二指肠的解剖学特征，遇到过不少内镜操作和腹腔镜操作都很困难的病例。特别是在内镜下剥离黏膜涉及十二指肠的胰脏侧的病例，仅靠腹腔镜操作不可能闭合黏膜。但是，除了通过腹腔镜手术从浆膜侧加固缝合外，再加上通过内镜操作进行黏膜闭合，即使对涉及胰脏侧的十二指肠上皮性肿瘤，腹腔镜和内镜联合手术也有效。

关键词 十二指肠肿瘤　腹腔镜和内镜联合手术　内镜黏膜下剥离术（ESD）　十二指肠腹腔镜和内镜联合手术（D-LECS）

[1] 佐久医療センター消化器外科　〒 385-0051 佐久市中込 3400 番地 28
　　E-mail : takehana.takuo@sakuhp.or.jp
[2] 同　内視鏡内科

前言

　　腹腔镜和内镜联合手术（laparoscopic and endoscopic cooperative surgery，LECS）是由 Hiki 等针对胃黏膜下肿瘤开发的手术技术。近年来，LECS 的对象疾病不断扩大，对于胃以外的消化道器官和上皮性肿瘤，也通过各种努力进行了应用。

　　十二指肠弯曲蛇行很明显，是难以施行内镜黏膜下剥离术（endoscopic submucosal dissection，ESD）的部位之一。并且由于十二指肠固有肌层较薄和胰液、胆汁暴露的影响而迟发性穿孔和术后出血的风险高，所以推荐内镜下的创口缝合。但是，大的病变很难在内镜下完全闭合创口。本文报道在腹腔镜下缝合十二指肠 ESD 部位的十二指肠腹腔镜和内镜联合手术（duodenal LECS，D-LECS）。

基本手术技巧

（1）［内镜/腹腔镜］在内镜观察的基础上，在腹腔镜下正确确认肿瘤的存在部位。

　　·在手术前的内镜检查、低紧张性十二指肠 X 线造影检查中，往往难以掌握肿瘤和胰脏之间的位置关系。

（2）［腹腔镜］从腹膜后间隙充分剥离横结肠肝曲，在尾侧游离后，施行Kocher手法，尽可能地暴露出十二指肠降部（2nd portion）的背侧。

　　·预先剥离暴露出 ESD 预定部位的十二指肠浆膜。

　　·在下腔静脉前面和十二指肠之间放置纱布，预防 ESD 所导致的对下腔静脉的损伤。

（3）［内镜］通过ESD整块切除肿瘤。

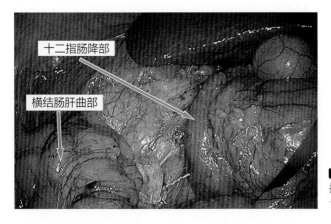

图1 从腹膜后间隙充分地游离横结肠肝曲部，牵拉到尾侧后，通过Kocher手法暴露出ESD预定部位的十二指肠

・为了防止送气到小肠，在距离 Treitz 韧带 30 cm 左右的空肠上部用金属夹夹闭肠管。

（4）［腹腔镜］根据浆膜面的色调变化在腹腔镜下掌握ESD部位。

・通过从浆膜侧透见的来自内镜的光，更容易辨识 ESD 部位。

・判断 ESD 部位是否涉及胰脏侧也很重要。

（5）［腹腔镜］从浆膜面通过一层连续缝合法用V-Loc倒刺线3-0（3-0 V-Loc）缝合ESD部位。

・使缝合路线（line）在肠管轴上直行，以预防内腔的狭窄。

・在连续缝合之前，先用单结节缝合法缝合 ESD 部位的中央也是有用的。

（6）［内镜］在内镜下确认黏膜的闭合情况，闭合不充分的部位在内镜下用金属夹夹闭。

・特别是在 ESD 部位涉及胰脏侧的情况下，内镜下的黏膜闭合非常重要。

病例

患者为 70 多岁的男性。从 7 年多前就被诊断为十二指肠腺瘤，每年通过内镜进行随访观察。这次因相同病变有增大的趋势，被介绍到本院就诊。在十二指肠降部见有 25 mm 大小的 0- Ⅱ a+ Ⅱ c 型病变，在水平部（3rd portion）见有 6 mm 大小的 0- Ⅱ c 型病变。虽然都可以进行内镜切除，但由于预测对降部的病变很难进行内镜下创口闭合，因此预定施行 D-LECS。

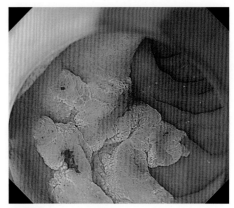

图2 在十二指肠降部（2nd portion）见有1/3周左右的Ⅱa+Ⅱc型病变

既往史有脑梗塞、糖尿病、高血压、高脂血症，停用阿司匹林肠溶片（Bayaspirin®）后施行了手术。

将患者固定于左半侧卧位，通过转动床，在腹腔镜操作时适当调整至仰卧位，内镜操作时适当调整至左侧卧位。通过腹腔镜操作，从腹膜后游离横结肠肝曲部，接着施行 Kocher 手法，暴露出 ESD 预定部位（**图1**）。

通过内镜操作，对水平部的 0- Ⅱ c 型病变在黏膜全周切开后，用圈套器（snaring）整块切除，并用金属夹闭合创口。接着开始 Vater 乳头略肛侧后壁的 0- Ⅱ a+ Ⅱ c 型病变的 ESD（**图2**）。进行生理盐水局部注射的同时用 Hook 刀 J（Hook Knife J）进行全周切开，此后用带线夹（S-O clip®）施加牵拉，施行了黏膜下剥离。虽然见有重度纤维化和许多穿通支，

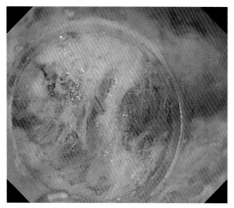

图3 在黏膜下层剥离中见有高度纤维化和许多的穿通支

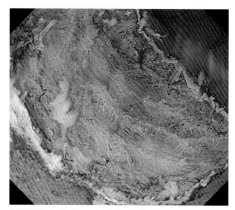

图4 当通过ESD整块切除肿瘤时,黏膜切除范围接近1/2周

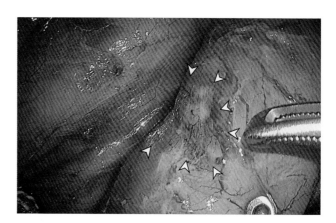

图5 从浆膜面确认ESD部位的色调变化(黄色箭头所指)

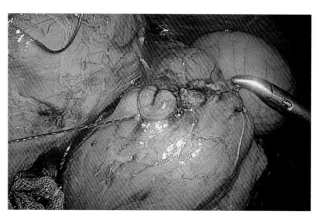

图6 采用一层连续缝合法用倒刺线进行缝合,以闭合ESD部位的黏膜

但没有穿孔(**图3**),完成了ESD(**图4**)。

根据十二指肠浆膜面的色调变化和透光性,在腹腔镜下确定ESD部位(**图5**)。虽然用V-Loc倒刺线3-0(3-0 V-Loc)通过一层连续缝合法进行了ESD部位的缝合(**图6**),但在胰脏侧未能实现黏膜闭合(**图7**)。对涉及胰脏侧的黏膜分离部在内镜下追加了夹闭,闭合了整个创口(**图8**)。

ESD 标本 的 病理 诊断 为: 腺癌(adenocarcinoma),tub1,0-Ⅱa型,

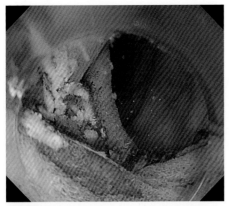

图7 黏膜闭合不充分，尽管在胰脏侧创口缩小，但黏膜仍是分离开的

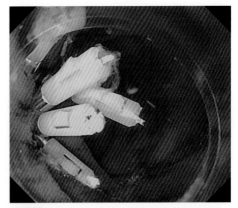

图8 在内镜下用金属夹夹闭，完全闭合了ESD后的黏膜

30 mm×28 mm 中 的 26 mm×23 mm，pT1a，Ly0，V0，pHM0，pVM0（图9）。

术后经过良好，自术后第 3 病日开始经口摄取食物，在第 6 病日好转出院。

到 2021 年 10 月为止，对 26 例施行了上述手术，引起术后出血和迟发性穿孔的病例 1 例也没有，也未见引起狭窄和复发的病例。

讨论

在对十二指肠上皮性肿瘤施行 ESD 后，通过在腹腔镜下缝合溃疡部位的 D-LECS，可在肿瘤根治切除的同时减少术中、术后的严重并发症。

由于 ESD 后的十二指肠壁非常脆弱，因此在 ESD 之前，先在腹腔镜下充分暴露 ESD 预定部位是安全地进行腹腔镜下缝合的关键。

在 D-LECS 中重要的是首先完成 ESD。十二指肠被固定于腹膜后，在一般的 ESD 过程中十二指肠壁不会移动。但也有观点认为，在 D-LECS 时，当在 ESD 前进行十二指肠游离时，十二指肠的固定性会降低，ESD 会变得困难。笔者等在 26 例 D-LECS 中，全部病例在游离十二指肠后施行了 ESD，而且完全没有问题地完成了 ESD。认为其诀窍是不进行过度的扭转，仔细地使用左右角度和上下角度。

为了正确实现这一目标，需要同时进行以

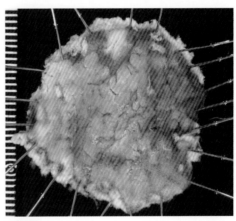

图9 病理诊断为：tub1，0-Ⅱa型，30 mm×28 mm 中的26 mm×23 mm，pT1a，Ly0，V0，pHM0，pVM0

下 3 种操作：①内镜的插入和拔出及左右旋转；②器械（device）的取放；③上下角度操作及左右角度操作。需要用双手三分操作法（three hands method）。

为了用两只手进行这 3 种操作，就如图10所示那样，只用右手的第 4、5 指握住内镜进行插入和拔出，以及左右旋转（第 1 手）。用右手的第 1、2 指取放内镜刀（Endo-knife）（第 2 手）。只用左手操作上下、左右角度（第 3 手）。通过采用该技术，可以使视野稳定，即使在游离后的十二指肠也可以毫无问题地施行 ESD。另外，关于十二指肠上角（superior duodenal angle，SDA）的肛侧等内镜稳定性差的部位，

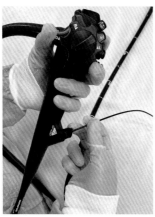

图10 双手三分操作法（three hands method）

通过用腹腔镜牵拉胃，使十二指肠直线化，也可以使视野稳定。

结语

十二指肠肿瘤的位置在前壁或外侧壁（Vater 乳头对侧）时，可以比较安全地在腹腔镜下施行 ESD 部位的缝合，但在内侧壁（胰脏侧）时则比较困难。十二指肠肿瘤的环周性超过内腔的半周时，不可避免地 ESD 部位会涉及胰脏侧。这时，因为不能在腹腔镜下缝合ESD 部位的全部，所以通过尽可能地对腹腔镜下创口缝合剩下的胰脏侧在内镜下进行黏膜闭合，即使对涉及胰脏侧的病变也能安全地施行D-LECS。

参考文献

[1]Hiki N, Yamamoto Y, Fukunaga T, et al. Laparoscopic and endoscopic cooperative surgery for gastrointestinal stromal tumor dissection. Surg Endosc 22: 1729-1735, 2008.

[2]Ochiai Y, Kato M, Kiguchi Y, et al. Current status and challenges of endoscopic treatments for duodenal tumors. Digestion 99: 21-26, 2019.

[3]Kanaji S, Morita Y, Yamazaki Y, et al. Feasibility of laparoscopic endoscopic cooperative surgery for non-ampullary superficial duodenal neoplasms: Single-arm confirmatory trial. Dig Endosc 33: 373-380, 2021.

[4]Yanagimoto Y, Omori T, Jeong-Ho M, et al. Feasibility and safety of a novel laparoscopic and endoscopic cooperative surgery technique for superficial duodenal tumor resection: How I do it. J Gastrointest Surg 23: 2068-2074, 2019.

[5]Irino T, Nunobe S, Hiki N, et al. Laparoscopic-endoscopic cooperative surgery for duodenal tumors: a unique procedure that helps ensure the safety of endoscopic submucosal dissection. Endoscopy 47: 349-351, 2015.

[6]Ichikawa D, Komatsu S, Dohi O, et al. Laparoscopic and endoscopic co-operative surgery for non-ampullary duodenal tumors. World J Gastroenterol 22: 10424-10431, 2016.

[7]小山恒男. 食道ESDのコツ―糸付きクリップによるカウンタートラクション. 消内視鏡 23: 130-133, 2011.

Summary

Laparoscopic and Endoscopic Cooperative for Non-ampullary Duodenal Epithelial Tumors

Takuo Takehana[1], Tsuneo Oyama[2],
Kazuhiro Yamamoto[1], Hidetoshi Endo,
Akiko Takahashi[2]

Serious complications, such as delayed perforation and postoperative hemorrhage associated with endoscopic submucosal dissection of duodenal epithelial tumors, can be reduced through suture reinforcement of the duodenal wall by laparoscopic surgery. Although mucosal closure after an endoscopic resection is the most important factor in preventing complications, it is not uncommon to encounter cases wherein endoscopic and laparoscopic manipulations are difficult due to the anatomy of the duodenum. In cases where endoscopic mucosal dissection extends to the pancreatic side of the duodenum, it is impossible to close the mucosa by laparoscopic operation alone. By adding endoscopic mucosal closure to the suture from the serous side by laparoscopic surgery, laparoscopic and endoscopic cooperative surgery can be effective for duodenal epithelial tumors involving the pancreatic side.

[1]Department of Gastroenterological Surgery, Saku Central Hospital Advanced Care Center, Saku, Japan.

[2]Department of Endoscopy, Saku Central Hospital Advanced Care Center, Saku, Japan.

随访6年增大的十二指肠腺瘤内癌1例

入口 阳介 [1]

小田 丈二

富野 泰弘

依光 展和

岸 大辅

安川 佳美

中河原 亚希子

桥本 真纪子

雾生 信明

清水 孝悦

水谷 胜 [2]

山里 哲郎

园田 隆贺 [3]

并木 伸 [4]

山村 彰彦 [5]

细井 董三 [1]

摘要 ● 患者是70多岁的女性。以检诊为目的在附近的医院就诊，由于在上消化道内镜检查中发现在十二指肠球部有大小约10 mm、发红的亚蒂病变，为了详细检查而被介绍到本科室就诊。诊断为低度异型腺瘤，建议进行内镜治疗，但由于无症状，并且还有心脏病等合并症，患者希望随访观察。此后，每6个月～1年定期通过内镜检查进行随访观察。6年后，由于病变的大小增大至约30 mm，并且在进餐后还出现上腹部不适症状，因此施行了内镜治疗。组织病理学诊断为：0-Isp型,管状绒毛状腺瘤内高分化腺癌（well differentiated tubular adenocarcinoma in tubulovillous adenoma），黏液表型为胃小凹上皮型。像这样，因为笔者等经治了1例经过6年的定期随访观察见有显著增大的十二指肠腺瘤内癌，故在此进行报道。

关键词 十二指肠非乳头区上皮性肿瘤 胃型 黏液表型 十二指肠腺瘤

[1] 東京都がん検診センター消化器内科 〒183-0042 東京都府中市武蔵台2丁目9-2 E-mail : yousuke_iriguchi@tokyo-hmt.jp
[2] 東京都保健医療公社荏原病院消化器内科
[3] 熊本大学医学部附属病院消化器内科
[4] 都立多摩総合医療センター消化器内科
[5] 東京都がん検診センター検査科

前言

由于过去人们一直认为发现十二指肠乳头区域以外的肿瘤性病变的概率很低，并且有很多病变即使放置不管也没有问题，所以没有引起重视。但是，近年来随着上消化道内镜筛查的普及，不仅是食管和胃，对十二指肠病变的关注也提高了，浅表型十二指肠非乳头区上皮性肿瘤（superficial non-ampullary duodenal epithelial tumor, SNADET）的发现数量也在增加。并且已明确，SNADET随着瘤径的增大，癌变率也增高，当浸润至SM层时会高概率引起淋巴结转移，存在预后不良的病例。因此，有必要基于正确的内镜诊断选择合适的治疗方法。笔者等经治了1例发生于十二指肠球部，经过6年随访观察，瘤径从约10 mm增大至约30 mm的腺瘤内癌（黏液表型：胃小凹上皮型）病例，在此进行报道。

病例

患 者：70多岁，女性。

主 诉：餐后胃部不舒服。

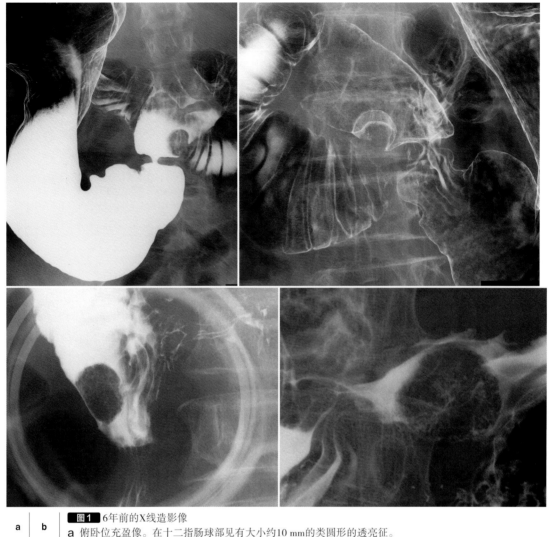

a	b
c	d

图1 6年前的X线造影像

a 俯卧位充盈像。在十二指肠球部见有大小约10 mm的类圆形的透亮征。

b 仰卧位双重造影第一斜位像。表面平滑，基部存在于十二指肠球部前壁大弯侧。

c 仰卧位双重造影第一斜位压迫像。表面呈微小颗粒状，见有分叶趋势。

d 俯卧位压迫像。中央部相对稍微凹陷。

既往史：阑尾切除术，心肌梗死，糖尿病。

家族史：父亲患大肠癌。

现病史：约6年前，由于在附近医院接受的上消化道内镜检查中，发现在十二指肠球部隆起性病变，为了详细检查而被介绍到本科室就诊。详细检查的结果，为发红的亚蒂隆起性病变，大小约10 mm，活检诊断为腺瘤（中度异型/moderate atypia）。虽然建议进行内镜治疗，但由于无症状，并且还有心脏病等合并症，所以患者希望进行随访观察。此后每6个月～1年通过内镜检查进行一次随访观察。由于在此次（距初次检查6年后）的内镜检查中发现病变明显增大，并且在进餐后上腹部不适，因此施行了内镜下黏膜切除术（endoscopic mucosal resection，EMR）。

初次X线造影表现（6年前，图1） 在俯卧位充盈像（**图1a**）中，在十二指肠球部见有大小约10 mm的类圆形的透亮征。在仰卧位双重造影第一斜位像（**图1b**）中，病变的表面平滑，基部存在于十二指肠球部前壁大弯侧。

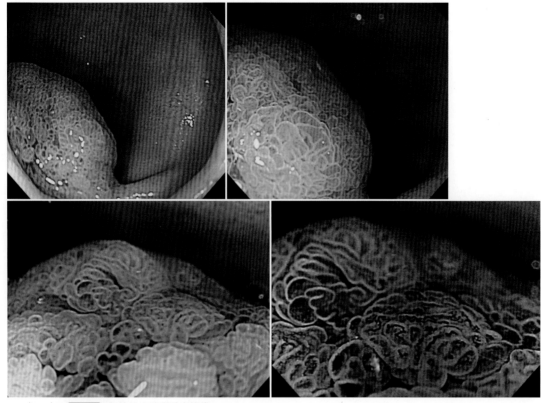

a	b
c	d

图2 6年前的上消化道内镜像

a 常规内镜像。在十二指肠球部大弯侧见有发红、表面平滑的亚蒂性隆起性病变。
b 常规内镜像。见有大小不同的腺管绒毛状结构。
c 靛胭脂染色像。绒毛样结构保持着一定的规则性。
d 窄带成像（narrow band imaging, NBI）联合放大像。见有窝间部的开大和微血管的扩张、蛇行。

在压迫像（**图1c、d**）中，病变表面呈微小颗粒状，见有分叶趋势。

初次上消化道内镜表现（6年前，图2）

在十二指肠球部大弯侧见有发红、表面平滑的亚蒂隆起性病变（**图2a**）。虽然见有大小不同的腺管绒毛样结构（**图2b**），但保有一定的规则性（**图2c**）。可以观察到窝间部的开大和微血管的扩张、蛇行（**图2d**）。

活检组织诊断为：低级别十二指肠管状绒毛状腺瘤（low grade tubulovillous adenoma of the duodenum）。

治疗前的X线造影表现（图3） 在仰卧位双重造影第一斜位像中，发现在十二指肠球部有大小约30 mm、表面平滑的分叶状亚蒂病变，与初次的X线造影像相比明显增大（**图3a**）。大小比例基部相对较细（**图3b**），表面为微小颗粒状，见有明显的分叶趋势，但未见凹陷面（**图3c**）。因为在压迫时容易变形，所以是柔软的隆起性病变（**图3d**）。

治疗前的内镜表现（图4） 见有从肛侧堵塞幽门的发红的绒毛样病变（**图4a**）。当将内镜进镜至十二指肠球部时，发现病变位于近大弯后壁附近，但由于其较大而无法充分观察。通过幽门后，当观察病变的表面时，见有窝间部的扩大和微血管的扩张、扭曲（**图4b**）。

活检组织诊断为：轻度至中度异型的管状绒毛状腺瘤（tubulovillous adenoma with mild to moderate atypia）。

肉眼表现（图5） 为EMR后切除后回收的主病变部的切除标本。

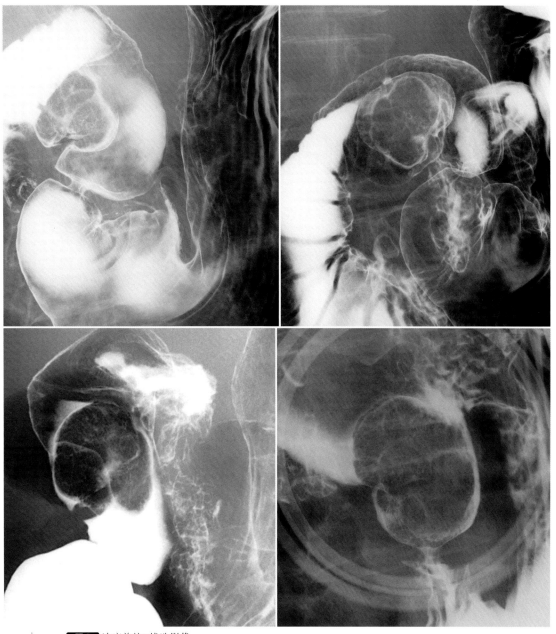

a	b
c	d

图3 治疗前的X线造影像

a 仰卧位双重造影第一斜位像。在十二指肠球部见有大小约30 mm、表面平滑的分叶状亚蒂病变,与初次的X线造影像相比明显增大。

b 俯卧位双重造影第一斜位像。大小比例基部相对较细。

c 仰卧位双重造影第一斜位像。表面为微小颗粒状,见有明显的分叶趋势,但未见凹陷面。

d 仰卧位双重造影第一斜位压迫像。因为当压迫时容易变形,所以是柔软的隆起性病变。

组织病理学表现(图6) 十二指肠管状绒毛状腺瘤内高分化腺癌(well differentiated tubular adenocarcinoma in tubulovillous adenoma of the duodenum)(pap + tub1),0-Isp 型,pT1a,约 40 mm,胃 小 凹 上 皮 型(gastric foveolar type),Ly0,V0。黏液表型:HGM(+),MUC5AC(+),MUC6(+),MUC2(-),CD10(-)。

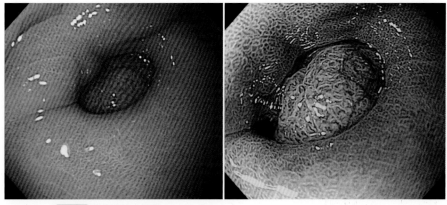

图4 治疗前的内镜像
a 自胃幽门部的常规内镜像。见有从肛侧堵塞幽门发红的绒毛样病变。
b NBI联合内镜像。见有窝间部的开大和微血管的扩张、扭曲。

为十二指肠球部后壁的亚蒂息肉，呈分叶状及乳头状。伴有树枝状分支的平滑肌纤维，以绒毛状、树枝状和管状增生的低级别管状绒毛状腺瘤为主体（**图6a、b**），在表层的一部分见有不规则形的腺管结构和部分核有轻度重叠的异型度较低的高分化管状腺癌（**图6c**）。部分混有异型度稍高的区域，还怀疑有轻微的间质浸润，但癌局限于黏膜层。黏液表型在腺瘤和腺癌都广泛呈MUC5AC阳性（**图6d**）。MUC6部分呈阳性，但其范围很小。

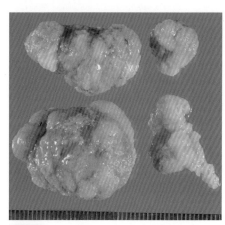

图5 EMR切除标本。在胃内分割后回收

讨论

除十二指肠乳头区癌以外，原发性十二指肠癌是很罕见的疾病，但近年来，随着上消化道内镜检查例数的增加以及被内镜医生广泛认识，遇到SNADET的机会在增加。另外，关于十二指肠非乳头区癌，此前一直是包括在空肠癌、回肠癌在内被统一处理的，但现在人们已经知道其具有特有的组织病理学特征，因此关于其内镜诊断标准和组织病理学诊断，制定明确的标准的时机正在到来。

从发生学上来看时，由于十二指肠乳头区的口侧起源于前肠，所以存在十二指肠特有的Brunner腺，并常常可以观察到胃型的上皮化生和异位胃黏膜。另一方面，十二指肠乳头区的

肛侧起源于中肠，小肠型上皮存在于整个十二指肠。以这些为背景，在十二指肠的腺瘤和癌中，肠型表型在整个十二指肠均可以被观察到，肉眼分型为平坦隆起型，多伴有白色化。与此相对，胃型表型主要见于乳头区近端的十二指肠，特别是见于球部，多呈0-Ⅰ型隆起和黏膜下肿瘤（submucosal tumor，SMT）样隆起，伴有白色化的概率较低。像上面这样，根据黏液表型的不同，可以观察到发生部位和形态学方面的特征。

另外，有很多文献报道了十二指肠肿瘤性病变的胃型表型的重要性，如：根据Ⅲ类病变（良恶性交界性病变）随访观察病例的分析，

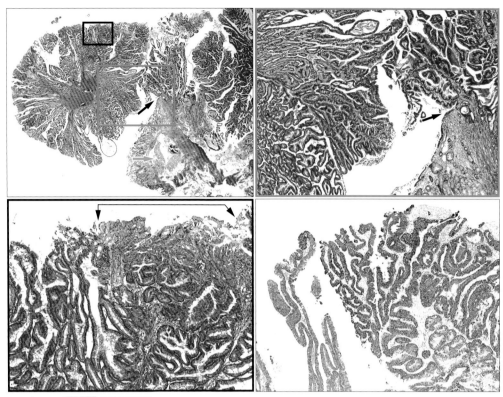

图6 组织病理像

a 病变的隆起边界部分（黑色箭头所指）的放大像。在十二指肠黏膜背景上可以观察到Brunner腺（蓝色箭头所指）。在一部分见有高分化管状腺癌（黑框部）。

b 正常十二指肠黏膜和腺瘤的交界部（a的绿框部放大像）。从隆起的开始处（黑色箭头所指）见有低级别管状绒毛状腺瘤。

c a的黑框部放大像。在管状绒毛状腺瘤的表层（黑色箭头所示范围）见有中型～小型不规则形腺管的异型度较低的高分化管状腺癌。

d 免疫组织化学染色像（MUC5AC）。腺瘤和腺癌均呈弥漫性阳性。

癌变病例多为胃型表型；并且具有胃型表型的高分化腺癌即使是低度异型也显示出与晚期癌相同的基因异常；黏膜内癌中引起淋巴结转移的病例多表达胃型表型。

本病例也是，大小约10 mm的胃型腺瘤在6年间增大至约30 mm；在组织病理像中，在管状绒毛状腺瘤表层的一部分见有低度异型的高分化管状腺癌，并且部分混有异型度略高的区域。在背景黏膜上未见胃上皮。

当回顾临床经过来看时，由于患者本人年事已高，且有心脏病合并症，所以希望进行随访观察而非内镜治疗。在见有十二指肠球部的0-Ⅰ型隆起性病变的情况下，即使在活检组织诊断中被诊断为低度异型管状绒毛状腺瘤（low grade tubulovillous adenoma），但由于具有胃型黏液表型，考虑到有增大、癌变的可能性，有必要积极推荐内镜治疗。

根据以上分析，对于十二指肠的肿瘤性病变，不仅要进行腺瘤和癌的鉴别诊断以及浸润深度诊断，还要根据发生部位和肉眼分型等形态学特征，在考虑是胃型黏液表型的情况下，应该积极地选择内镜治疗。

结语

对于十二指肠病变，不仅很难诊断是癌还是腺瘤，而且有时很难诊断是肿瘤还是非肿瘤，但通过明确 SNADET 的形态学特征和组织病理学特征，可以选择合适的治疗方法，笔者认为会进一步增加读者对影像诊断的兴趣。

参考文献

[1]蔵原晃一. 十二指腸腺腫・癌（非乳頭部）の診断と治療—最近の動向. 胃と腸 51: 1515–1518, 2016.

[2]Goda K, Kikuchi D, Yamamoto Y, et al. Endoscopic diagnosis of superficial non-ampullary duodenal epithelial tumors in Japan: Multicenter case series. Dig Endosc 26（Suppl 2）: 23–29, 2014.

[3]Ushiku T, Arnason T, Fukayama M, et al. Extra-ampullary duodenal adenocarcinoma. Am J Surg Pathol 38: 1484–1493, 2014.

[4]Hijikata K, Nemoto T, Igarashi Y, et al. Extra-ampullary duodenal adenoma: a clinicopathological study. Histopathology 71: 200–207, 2017.

[5]二村聡, 石橋英樹, 船越禎広, 他. 十二指腸上皮性腫瘍の病理組織学的特徴. 胃と腸 51: 1519–1528, 2016.

[6]八尾隆史, 津山翔, 赤澤陽一, 他. 十二指腸腺腫と癌の病理組織学的診断基準（案）. 胃と腸 54: 1088–1094, 2019.

[7]九嶋亮治. 十二指腸非乳頭部における腫瘍様病変と腫瘍の組織発生. 日消誌 115: 160–167, 2018.

[8]遠藤昌樹, 松本主之, 菅井有. 十二指腸腫瘍の診断と治療. Gastroenterol Endosc 56: 3763–3774, 2014.

[9]平田敬, 蔵原晃一, 大城由美, 他. 十二指腸非乳頭部上皮性腫瘍と腫瘍様病変の内視鏡所見—内視鏡的鑑別診断を含めて. 胃と腸 54: 1103–1120, 2019.

[10]辻重継, 中西宏佳, 津山翔, 他. 十二指腸腺腫と癌のNBI拡大内視鏡観察による鑑別診断. 胃と腸 54: 1121–1130, 2019.

[11]吉水祥一, 河内洋, 山本頼正, 他. 非乳頭部十二指腸SM癌の12例. 胃と腸 54: 1131–1140, 2019.

[12]Kikuchi D, Hoteya S, Iizuka T, et al. Diagnostic algorithm of magnifying endoscopy with narrow band imaging for superficial non-ampullary duodenal epithelial tumors. Dig Endosc 26（Suppl 2）: 16–22, 2014.

Summary

Duodenal Cancer Enlargement Over a Six-year Period, Report of a Case

Yosuke Iriguchi[1], Johji Oda,
Yasuhiro Tomino, Nobukazu Yorimitsu,
Daisuke Kishi, Yoshimi Yasukawa,
Akiko Nakagawara, Makiko Hashimoto,
Nobuaki Kiryu, Takayosi Shimizu,
Masaru Mizutani[2], Tetsuro Yamazato,
Takayosi Sonoda[3], Shin Namiki[4],
Akihiko Yamamura[5], Tozo Hosoi[1]

A female in her 70s, was referred to our department for a detailed examination. An erythematous raised lesion of ~ 10mm in size was found in the duodenal bulb on upper endoscopy that was diagnosed as an adenoma, requiring endoscopic treatment. She had no symptoms or underlying diseases, such as heart disease, so follow-up was requested. Six years later, she complained of upper abdominal discomfort after eating, and the size of the lesion had increased to ~ 30mm, requiring endoscopic treatment. The histopathological diagnosis was a 0-Isp, well-differentiated tubular adenocarcinoma in a tubulovillous adenoma of the gastric phenotype.

[1]Department of Gastroenterology, Tokyo Metropolitan Cancer Detection Center, Tokyo.

[2]Department of Gastroenterology, Ebara Hospital, Tokyo.

[3]Department of Gastroenterology, Kumamoto University Hospital, Kumamoto, Japan.

[4]Department of Gastroenterology, Tokyo Metropolitan Tama Medical Center, Tokyo.

[5]Department of Pathology, Tokyo Metropolitan Cancer Detection Center, Tokyo.

发生于十二指肠球部的 WOS 阴性的胃肠混合型腺瘤 1 例

赤泽 阳一 [1]

上山 浩也

内田 凉太

宇都宫 尚典

阿部 大树

冲 翔太朗

铃木 信之

池田 厚

谷田贝 昂

竹田 努

松本 纮平

上田 久美子

浅冈 大介

北条 麻理子

八尾 隆史 [2]

永原 章仁 [1]

摘要●患者为60多岁的男性。施行上消化道内镜检查中在十二指肠球部发现了约20 mm大小、同色～发红、伴有乳头状结构的较高的隆起性病变。在NBI联合放大观察中见有各种程度的窝间部的扩大，但表面结构未发现不规则，WOS呈阴性。通过内镜诊断为胃型表型的十二指肠腺瘤，施行了EMR。从组织病理学表现来看，类似于小凹上皮和颈部黏液腺的肿瘤增生，除了MUC5AC和MUC6阳性外，MUC2也呈阳性，被诊断为胃肠混合型表型的十二指肠腺瘤。虽然人们已经知道十二指肠非乳头区肿瘤因黏液表型的不同而呈特征性的内镜表现，但有时也有与组织病理学表现背离的非典型病例，这一点需要注意。

关键词 十二指肠非乳头区肿瘤 黏液表型 NBI 联合放大观察 白色不透明物质（WOS） 浅表性十二指肠非乳头区肿瘤（SNADET）

[1] 順天堂大学医学部消化器内科学講座　〒 113-8421 東京都文京区本郷 2 丁目 1-1　E-mail：yakazawa@juntendo.ac.jp
[2] 順天堂大学大学院医学研究科人体病理病態学

前言

关于浅表性十二指肠非乳头区肿瘤（superficial non-ampullary duodenal epithelial tumor，SNADET）的临床病理学特征，已经判明黏液表型是与恶性程度相关的重要因素，通过内镜表现可在一定程度上鉴别黏液表型。此次笔者等经治了1例尽管呈胃型表型的特征性内镜表现，但在组织病理学上却是胃肠混合型表型的SNADET病例，在此进行报道。

病例

患　者：60多岁，男性。

主　诉：无。

既往史：对右肺癌、左输尿管癌、晚期大肠癌有外科手术史。

家族史：父亲和母亲都患有大肠癌。

饮酒史：烧酒 100 mL/d（约 40 年）。

吸烟史：20 支 /d（约 40 年）。

现病史：在 20XX 年施行的上消化道内镜检查（esophagogastroduodenoscopy，EGD）中，首次指出在十二指肠球部有约 15 mm 大小的隆

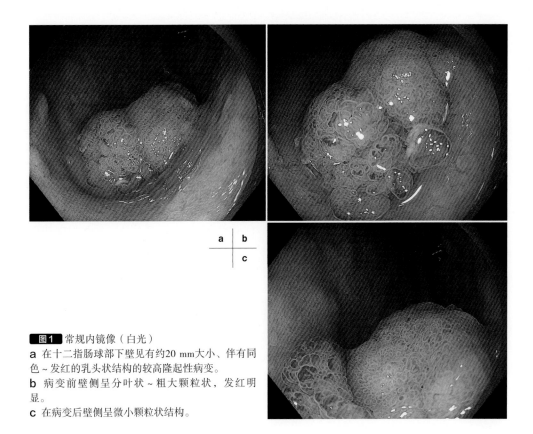

图1 常规内镜像（白光）

a 在十二指肠球部下壁见有约20 mm大小、伴有同色~发红的乳头状结构的较高隆起性病变。

b 病变前壁侧呈分叶状~粗大颗粒状，发红明显。

c 在病变后壁侧呈微小颗粒状结构。

起性病变，决定进行随访观察。在20XX + 1年的复查中见有增大的趋势，为了进一步详细检查和治疗，被介绍到本科室就诊。在同年本院的初次EGD中，在十二指肠球部见有约20 mm大小、伴有乳头状结构的隆起性病变，通过活检诊断为疑似腺瘤（suggestive adenoma）。

住院时体征：身高173.0 cm，体重70.4 kg。无浅表淋巴结肿大。腹部平坦、柔软，无压痛。

住院时检查结果：无应特别记录的异常表现。

上消化道内镜表现　通过常规观察（白光），在十二指肠球部下壁见有约20 mm大小、同色~发红、伴有乳头状结构的较高的隆起性病变（**图1a**）。病变前壁侧为分叶状~粗大颗粒状，发红明显（**图1b**）；后壁侧呈微小颗粒状结构（**图1c**）。在窄带成像（narrow band imaging，NBI）联合非放大观察（**图2a**：非水浸下；**图2b**：水浸下）中，前壁侧和后壁侧的表面结构的差异变得更加明显。在NBI联合放大观察中，在病变前壁侧的分叶状、粗大颗粒状结构明显的区域（**图2c**，**b**的蓝框部），见有各种程度的窝间部的开大，但小凹边缘上皮的形状呈弧状，无不规则性，表面微结构判断为规则（regular）。另外，在窝间部见有密集分布的微血管结构像，但未观察到不规则。另一方面，在病变后壁侧呈微小颗粒状结构的区域（**图2d**，**b**的黄框部），见有被规则的圆形~类圆形的边缘隐窝上皮（marginal crypt epithelium，MCE）环绕的微小乳头状/绒毛状结构，表面微结构判断为规则（regular），而微血管结构像也未发现不规则。在病变口侧的观察范围内未观察到白色不透明物质（white opaque substance，WOS）。另外，在病变后壁侧的顶部见有前一次EGD时的活检瘢痕（**图2d**）。

临床经过　结合上述内镜表现及活检结果，诊断为胃型表型的十二指肠腺瘤，施行了内镜

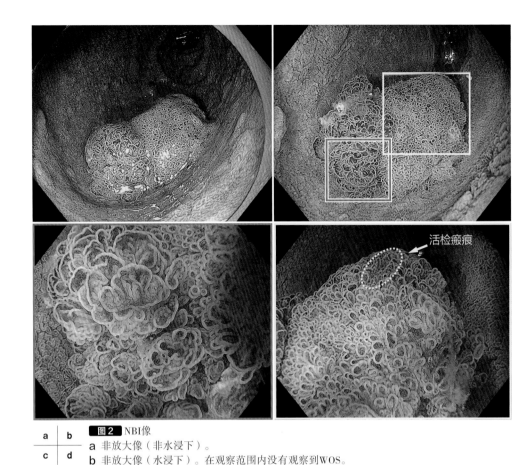

|a|b|
|c|d|

图2 NBI像
a 非放大像（非水浸下）。
b 非放大像（水浸下）。在观察范围内没有观察到WOS。
c 在病变前壁侧（b的蓝框部放大像）见有各种程度的窝间部开大，但判断表面微结构为规则（regular）；虽然在窝间部见有密集分布的微血管结构像，但未发现不规则。
d 在病变后壁侧（b的黄框部放大像）见有微小的乳头状、绒毛状结构，判断表面微结构为规则（regular），微血管结构像也未发现不规则。在病变后壁侧顶部可辨识出活检瘢痕（黄色虚线所示）。

下黏膜切除术（endoscopic mucosal resection，EMR）。

切除标本的肉眼表现 切除标本的大小为 20 mm × 16 mm × 10 mm（**图 3a**）。与病变后壁侧相比，病变前壁侧呈黑色～褐色。在标本中央部切开，以对开方式将各切片标本化（**图 3b**）。

切除标本的组织病理学表现 展示切片 2 的放大像（**图 3c**）和 HE 染色像（**图 3d ~ f**）。见有 N/C 比低、保持极性、具有类圆形核的类似于胃小凹上皮或颈部黏液腺的肿瘤呈管状～绒毛状增生。未观察到能判定为癌的明显的异型性，被诊断为腺瘤。在黏膜深部

一部分见有胃底腺（**图 3f，c** 的蓝框部），提示肿瘤发生于异位胃黏膜。在免疫组织化学染色（**图 4**）中，肿瘤整体呈 MUC5AC（小凹上皮）阳性，在深部呈 MUC6（颈部黏液细胞）阳性。MUC2（杯状细胞）根据区域不同略有差异，但肿瘤约 40% 的区域为阳性。CD10（刷状缘）呈阴性，CDX2（肠上皮）呈散在性阳性。pepsinogen I（主细胞）在黏膜深部呈阳性，H^+/K^+-ATPase（壁细胞）呈阴性。Ki-67 阳性细胞主要分布在表层部，增殖带保持完好。另外，在脂肪分化相关蛋白（adipophilin）染色中，以病变后壁侧为主体，在肿瘤表层上皮的基底膜侧散见有阳性表现。根据以上结果，诊断为

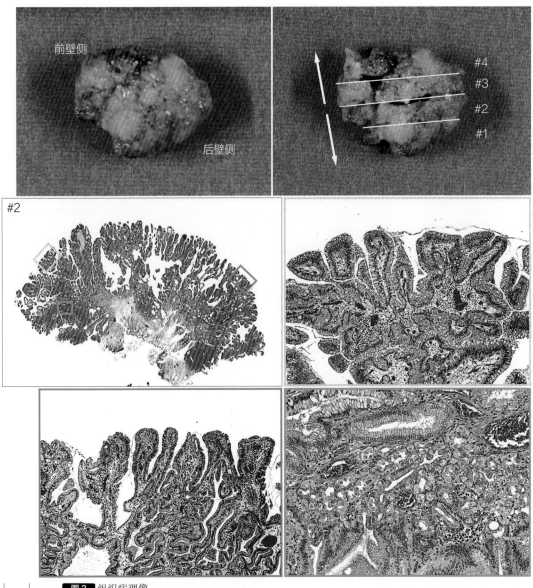

a	b
c	d
e	f

图3 组织病理像

　　a 切除标本的肉眼像。切除标本的大小为20 mm×16 mm×10 mm。与病变后壁侧相比，在前壁侧呈黑色至褐色。

　　b 在标本中央部切开，以对开方式（白色箭头所示）将各切片制成标本。

　　c 切片2的放大像。

　　d、e HE染色像。可见N/C比低、保持极性、具有类圆形核的类似于胃小凹上皮或颈部黏液腺的肿瘤呈管状～绒毛状增生。未见明显的能判定为癌的异型性，被诊断为腺瘤。d是c的黄框部放大像，e是c的绿框部放大像。

　　f HE染色像。c的蓝框部放大像。在黏膜深部的一部分见有胃底腺，提示肿瘤发生于异位胃黏膜。

胃肠混合型（胃型优势）表型的十二指肠腺瘤。

　　内镜表现和组织病理学表现的对比　以切片2（**图5a**）的肉眼表现来说，在半固定标本及体内的NBI非放大像中，考虑大致可以像图5e、f那样划出假想的切割线。认为当以病变中央稍靠前壁的沟（**图5f**，白色箭头所示）为指标时，放大像与黑色箭头所指（**图5b**）一致。从沟到前壁侧窝间部的开大明显（**图5c**，

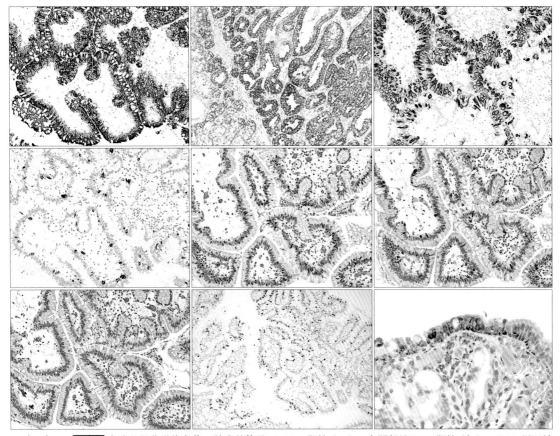

a	b	c
d	e	f
g	h	i

图4 免疫组织化学染色像。肿瘤整体呈MUC5AC阳性（**a**），在深部呈MUC6阳性（**b**）。MUC2因区域不同而略有差异，但肿瘤的约40%的区域为阳性（**c**）。CD10呈阴性（**d**），CDX2呈散在性阳性（**e**）。pepsinogen I 在黏膜深部呈阳性（**f**），H⁺/K⁺-ATPase呈阴性（**g**）。Ki-67阳性细胞主要分布于表层部，增殖带保持完好（**h**）。在adipophilin染色中以病变后壁侧为主体，在肿瘤表层上皮的基底膜侧散见阳性表现（**i**）。根据以上结果，诊断为胃肠混合型（胃型优势）表型的十二指肠腺瘤

b 的蓝框部），认为这反映了 NBI 联合放大观察中的表现（**图 2c**）。另一方面，关于后壁侧，在内镜下呈非常微小的颗粒状 / 乳头状结构（**图 2d**）；在组织病理学上，表层也密集地排列着微小的乳头状结构（**图 5d，b** 的绿框部）。认为如上所述的组织学上表层的结构差异反映了内镜表现方面的前壁侧和后壁侧的表面结构的差异。另外，虽然在脂肪分化相关蛋白（adipophilin）染色中，在病变后壁侧的肿瘤表层上皮上散见有阳性表现，但在内镜下，在病变口侧的观察范围内，无论在哪个部位均未能观察到 WOS。

讨论

根据此前的报道，人们已经知道 SNADET 因黏液表型的不同而显示出特征性的内镜表现和临床病理学表现；与肠型相比，胃型的 SNADET 恶性度较高。Matsueda 等报道，对 328 例 SNADET 进行了临床病理学分析，结果是"瘤径 10 mm 以上"和"发生部位为乳头区口侧"这两个项目是高级别肿瘤 / 黏膜下癌（high-grade neoplasm/submucosal carcinoma, HGN/SMC）的独立风险因素；以 HGN/SMC 来说，明显是胃型表型居多，胃型表型的 SNADET 全部病变都位于乳头口侧。在笔者等以前报道的研究中，结果也是胃型的 SNADET 全例发生于

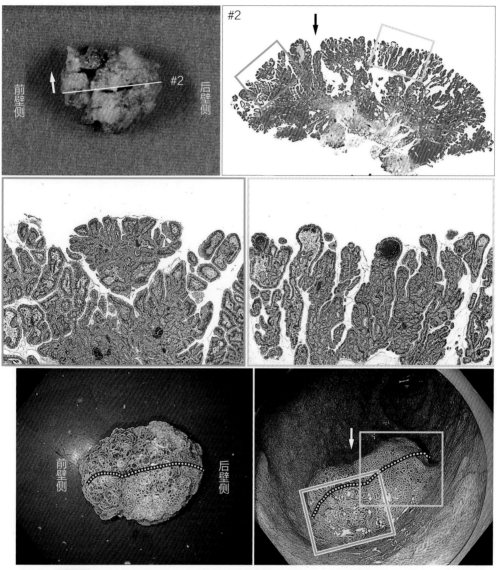

a	b
c	d
e	f

图5 切片2在半固定标本及活体内大致如图所示那样划上假想的切割线（**a**的白线、**e、f**的黄色虚线）。**a**的切割线的白色箭头侧所示的组织病理像如**b**所示。认为病变中央稍靠前壁侧的沟（**f**，白色箭头所指）与放大像中的黑色箭头所指（**b**）一致。从沟到前壁侧窝间部的开大明显（**c**），认为是反映了NBI联合放大观察中的表现。另一方面，在后壁侧则呈微小的颗粒状、乳头状结构，在组织病理学上，表层也密集排列着微小的乳头状结构

十二指肠球部，平均瘤径大，癌占比多；与肠型相比，发红、较高的隆起性病变多；在NBI联合放大观察中，WOS阳性率低，显示窝间部开大和乳头状结构的病变较多。

虽然有报道称WOS是作为内镜诊断肠型表型时的有用指标，但也有像本病例这样，即使在较多含有肠型表型的情况下也存在WOS阴性的病例。以笔者等所经治病例的数据来说，肠型及胃肠混合型表型的SNADET中有13.0%（6/46）为WOS阴性，而胃型表型的SNADET中有22.2%（2/9），存在WOS阳性病例。本病例的情况下，虽然在adipophilin染色中部分呈阳性表现，但在内镜观察时，WOS有可能存在于难以辨识的部位。需要注意，WOS并不是

显示肠型黏液表型的绝对指标，笔者认为应该包括病变的发生部位、色调、肉眼分型、表面结构等在内，综合进行黏液表型的诊断。

另外，虽然笔者认为本病例除 WOS 阴性以外的内镜表现也是典型的胃型表型的 SNADET，但在组织病理学上是 MUC2 比较大范围阳性的胃肠混合型表型。常常存在像这样通过内镜诊断的黏液表型的判定结果与组织病理学表现相背离的病例。根据笔者等所经治病例的数据，将发生于球部的胃肠混合型表型的 SNADET 按优势表型分开来进行研究时，发现胃型表型优势的病变在内镜表现方面多为发红并伴有乳头状结构的高度隆起性病变，而肠型表型优势的病变则显示 WOS 呈阳性、白色的平坦或凹陷性病变较多的趋势。另外，组织学上在胃型优势的混合型表型有 CD10 呈阴性，肠型优势的混合型表型有 CD10 呈阳性的趋势。

因此，笔者等认为，即使是胃肠混合型表型的 SNADET，基本上也会显示出基于黏液表型优势的内镜特征和组织病理学特征。以本病例来说，由于组织病理学上是胃型优势的胃肠混合型表型，所以认为在内镜表现上也显示出了反映胃型表型的特征。

结语

一般认为十二指肠病变的内镜诊断与其他部位相比较为困难，目前尚未建立起完整的诊断体系。另外，内镜诊断和活检病理诊断、最终病理诊断之间见有背离的情况较多，也常常遇到需要诊断性内镜治疗的病例。今后有必要在进一步积累病例数的基础上，确立 SNADET 的内镜诊断体系。

参考文献

[1]Mitsuishi T, Hamatani S, Hirooka S, et al. Clinicopathological characteristics of duodenal epithelial neoplasms: Focus on tumors with a gastric mucin phenotype (pyloric gland-type tumors). PLoS One 12: e0174985, 2017.

[2]Toba T, Inoshita N, Kaise M, et al. Clinicopathological features of superficial non-ampullarly duodenal epithelial tumor; gastric phenotype of histology correlates to higher malignant potency. J Gastroenterol 53: 64-70, 2018.

[3]Ushiku T, Arnason T, Fukayama M, et al. Extra-ampullary duodenal adenocarcinoma. Am J Surg Pathol 38: 1484-1493, 2014.

[4]Minatsuki C, Yamamichi N, Inada KI, et al. Expression of gastric markers is associated with malignant potential of nonampullary duodenal adenocarcinoma. Dig Dis Sci 63: 2617-2625, 2018.

[5]Akazawa Y, Ueyama H, Tsuyama S, et al. Endoscopic and clinicopathological features of superficial non-ampullary duodenal tumor based on the mucin phenotypes. Digestion 102: 663-670, 2021.

[6]Matsueda K, Uedo N, Kitamura M, et al. Pre-ampullary location and size ≥10 mm are independent predictors for high-grade superficial non-ampullary duodenal epithelial tumors. J Gastroenterol Hepatol 36: 1605-1613, 2021.

[7]Yao K, Iwashita A, Tanabe H, et al. White opaque substance within superficial elevated gastric neoplasia as visualized by magnification endoscopy with narrow-band imaging: a new optical sign for differentiating between adenoma and carcinoma. Gastrointest Endosc 68: 574-580, 2008.

[8]二村聡，石橋英樹，船越禎広，他．十二指肠上皮性腫瘍の病理組織学的特徴．胃と腸 51: 1519-1528, 2016.

Summary

WOS-Negative Adenoma of Gastrointestinal Phenotype Arising from Bulbus of the Duodenum, Report of a Case

Yoichi Akazawa[1], Hiroya Ueyama, Ryota Uchida, Hisanori Utsunomiya, Daiki Abe, Shotaro Oki, Nobuyuki Suzuki, Atsushi Ikeda, Noboru Yatagai, Tsutomu Takeda, Kohei Matsumoto, Kumiko Ueda, Daisuke Asaoka, Mariko Hojo, Takashi Yao[2], Akihito Nagahara[1]

This report describes the case of a male patient in his 60s who underwent EGD (esophagogastroduodenoscopy) for surveillance. EGD revealed a 20-mm reddish pedunculated lesion with a papillary structure in the first portion of the duodenum. Magnifying endoscopy with narrow-band imaging revealed a regular microsurface pattern with dilatation in various degrees of the intervening part, but a white opaque substance was not observed. This lesion was endoscopically diagnosed as duodenal adenoma with gastric phenotype, and endoscopic mucosal resection was performed. Histopathological examination showed duodenal adenoma resembling a foveolar epithelium and a mucous neck cell. Immunohistochemistry for phenotypes was positive for MUC5AC, MUC6, and MUC2 and negative for CD10, which is compatible with the gastrointestinal mucin phenotype. Although endoscopic findings on non-papillary duodenal tumors tend to show features characteristic to mucin phenotypes, some cases notably show a divergence between endoscopic and pathological findings.

[1]Department of Gastroenterology, Juntendo University School of Medicine, Tokyo.

[2]Department of Human Pathology, Juntendo University Graduate School of Medicine, Tokyo.

被认为是从正常黏膜发生的十二指肠低度异型（高分化）管状腺癌1例

松原 亚季子[1,2]

田中 惠理[2]

森谷 铃子

贝田 佐知子[3]

山口 刚

藤本 刚英[4]

谷 真至[3]

稻富 理[4]

九嶋 亮治[1,2]

摘要●患者为70多岁的女性。因主诉恶心而到本院的消化内科就诊。在MRI检查中指出十二指肠上角附近有狭窄，在FDG-PET/CT检查中指出相同部位有局限性肠壁增厚。在上消化道内镜检查中尽管在十二指肠上角附近见有狭窄，但在从糜烂部取材的活检中未能发现恶性表现。在以诊断性治疗为目的而施行的幽门侧胃切除术的术中快速诊断中，指出病变为高分化腺癌。在术后的组织病理标本中见有低度异型高分化腺癌。当施行免疫染色时，肿瘤对MUC2和CD10呈阳性，对MUC5AC和MUC6呈阴性，呈肠型表型。在肿瘤的边缘未能确认腺瘤成分，认为是发生于正常黏膜（*de novo*发生）的肿瘤。

关键词   十二指肠腺癌   低度异型高分化腺癌   *de novo* 发生的癌

[1] 滋贺医科大学附属病院检查部   〒520–2192 大津市濑田月轮町
    E-mail : bara@belle.shiga-med.ac.jp
[2] 同   病理诊断科
[3] 同   消化器外科
[4] 同   消化器内科

前言

　　起源于包括十二指肠在内的上消化道腺上皮的肿瘤，大致可分为具有胃型黏液的胃型肿瘤和具有肠型黏液的肠型肿瘤。一般认为胃型肿瘤是与 Brunner 腺、异位胃黏膜和炎症等所引起的十二指肠吸收上皮的胃小凹上皮化生相关而发生的，而肠型肿瘤则来源于小肠型上皮。两者都存在腺瘤和腺癌，大致可分为从腺瘤癌变的癌〔通过腺瘤 – 癌序列征（adenoma-carcinoma sequence）产生的〕和从正常黏膜直接癌变的癌〔（通过正常黏膜发生的癌（*de novo* 发生的癌）〕两种。

　　虽然尚没有进行关于在十二指肠的两者比例的研究，但有报道称，结肠癌和直肠癌的腺瘤癌变病例和 *de novo* 发生癌的比例大概是 2∶1 至 3∶1，而包括十二指肠在内的小肠癌的比例尚不明确。此次，笔者等报道 1 例因十二指肠狭窄而发病、与良性病变难以鉴别、被认为是 *de novo* 发生的十二指肠低度异型（高分化）管状腺癌。

病例

　　患　者：70 多岁，女性。

　　主　诉：恶心。

　　既往史：18 岁时患过恶性贫血（有输血史，此时感染了 B 型肝炎病毒），50 岁左右患风湿性多肌痛（详细情况不明）。

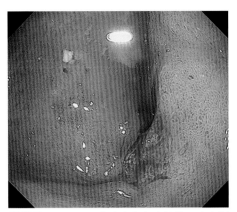

图1 十二指肠上角狭窄部的内镜像。在右侧的黏膜表面可以观察到糜烂和出血表现

特别说明：对造影剂（碘）过敏。

血液检查结果（仅摘录肿瘤标志物）：CEA 2.8 ng/mL，CA19-9 31 U/mL，可溶性 IL2-R 339 U/mL。

现病史：因恶心而到本院消化内科就诊。用药后进行了随访观察，但未见好转。在施行的上消化道内镜检查中指出在十二指肠上角附近有狭窄。在该部位的活检中未能指出明显的恶性表现，但由于内科治疗不能解除狭窄，为了诊断和治疗，施行了幽门侧胃切除术和十二指肠部分切除术。

内镜表现 在食管及胃无特别记录事项。在十二指肠上角有狭窄，该部位为易出血性。

内镜检查共施行了3次，其中1次指出在狭窄部有糜烂（**图1**）。其余2次检查中未发现上皮性的黏膜变化。

活检标本 以重度的慢性炎症细胞浸润为背景，可以确认具有肿大核的异型细胞（**图2a**）。在表层的幼稚上皮怀疑有分化的趋势，染色质纤细，浓染的部分和未浓染的部分混合存在。虽然是可以观察到具有 Paneth 颗粒的异型细胞（**图2b**）的异型腺管，但很难鉴别是炎症所引起的反应还是肿瘤。

影像表现 由于对上述的造影剂过敏，未施行造影检查。

在胸部～骨盆部的单纯 CT 检查中见有胃的扩张，但胃壁的局限性增厚及肿瘤形成不明显。

在上腹部的单纯 MRI 检查中，在十二指肠上角～降支见有狭窄，但很难鉴别是良性狭窄还是肿瘤。

在氟化脱氧葡萄糖(FDG)-PET/CT检查中，在十二指肠球部有局限性的异常积聚，在延迟相积聚增强（SUV_{max} 为早期相3.7→延迟相5.8）。在 CT 检查中无局限性的肠壁增厚，仅凭 FDG 的积聚很难鉴别良恶性。

手术表现 在开腹时的腹腔内观察中，在十二指肠球部有全周性、白色的肠壁增厚，狭

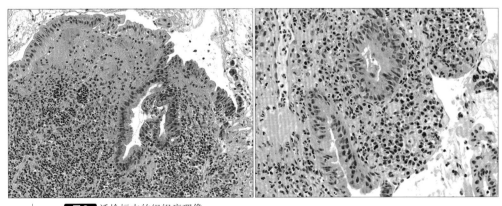

a | b　**图2** 活检标本的组织病理像
a 中倍放大像。在接近表层的腺管可以看到异型细胞，但由于缺乏表层上皮的异型，怀疑是炎症性变化。
b 在异型腺管的内部可以看到向Paneth细胞的分化。

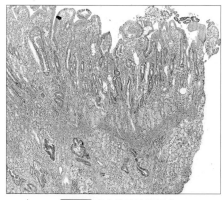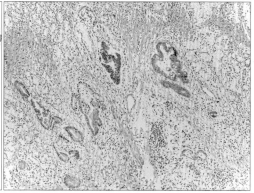

a | b

图3 术中快速冰冻标本
a 低倍放大像。不规则的异型腺管散在于黏膜下组织中。
b 中倍放大像。异型腺管为高分化型腺癌，浸润于间质中。

窄约1 cm。无脏器的粘连，也未观察到腹水和明显的淋巴结肿大。

在病变部的术中快速诊断中，从黏膜层到固有肌层，具有椭圆形核和嗜酸性胞体的肿瘤细胞呈散在性增殖，并在Brunner腺内浸润。虽然是高分化腺癌的组织病理学表现，但黏膜表面的大部分被非肿瘤性的上皮所覆盖（**图3**）。

切除标本的肉眼表现 在距幽门环45 mm的肛侧的十二指肠球部（十二指肠角附近）见有中心部伴有浅凹陷的隆起性病变（**图4**，红色箭头所指）。病变的大小为30 mm×18 mm，十二指肠呈全周性狭窄（**图4**）。

切除标本的组织病理学表现 实体显微镜像如**图5**所示。肿瘤在保持十二指肠的壁结构

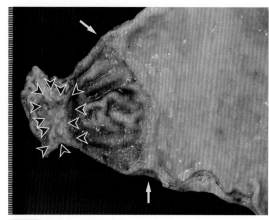

图4 切除标本的肉眼像（固定后）。在十二指肠球部可以观察到伴有凹陷的全周性的隆起性病变（红色箭头所指）。用黄色箭头指示幽门环

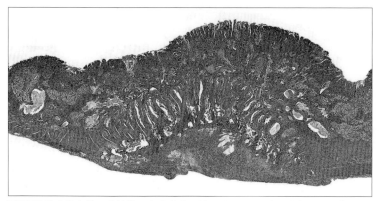

图5 肿瘤的实体显微镜像。在肿瘤的两端可见Brunner腺。肿瘤浸润于浆膜下/外膜，但十二指肠的壁结构保持完好

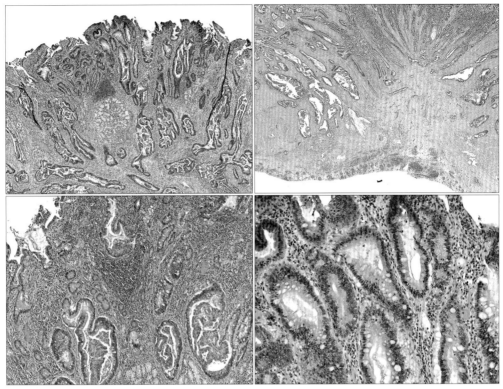

图6 切除标本的组织病理像

a 黏膜病变的低倍放大像。在中央可见黏膜病变，但在肿瘤的边缘不能确认腺瘤。

b 肿瘤最深部的低倍放大像。肿瘤越过肌层浸润于浆膜下组织/外膜。

c 在大部分病变中，肿瘤和非肿瘤腺管混在一起。

d 肿瘤腺管的高倍放大像。肿瘤细胞的细胞核缺乏异型，细胞核的假复层化不明显。

的状态下，呈霜降状向固有肌层浸润。当放大观察时，有管状乳头状结构的高分化腺癌从黏膜一直浸润到浆膜/外膜。上皮内病变很小，肿瘤的大部分存在于深于黏膜下层（**图 6a**）。未见肿瘤露出于浆膜面/剥离面（**图 6b**）。可以观察到神经周围浸润和脉管浸润。口侧切缘、肛侧切缘为阴性。肿瘤的异型较弱，黏膜内病变是在欧美所说的低级别发育异常（low-grade dysplasia），在日本是难以与肠型腺瘤进行鉴别诊断的相当于低度异型（超高分化）腺癌的异型（**图 6c、d**）。在肿瘤内部有明显的杯状细胞，在腺腔表面还可以观察到刷状缘样的结构。当施行免疫染色时，MUC2 在杯状细胞呈阳性（**图 7a**），CD10 在腺管表面局部呈阳性（**图 7b**）。另一方面，MUC5AC 和 MUC6 二者均呈阴性，显示出肠型的表型（**图 7c、d**）。

在腺癌和非肿瘤部的交界处，未能确认腺瘤成分（**图 6a**）。

术后 术后无并发症出院了。至今一直在本院消化外科进行随访观察，到 2021 年 10 月的现在，患者无复发存活中。

讨论

本肿瘤不是以腺瘤为背景而是发生于正常黏膜（*de novo*）的小肠型低度异型（超高分化）腺癌。在术前未确定诊断为恶性，作为诊断性治疗施行了幽门侧胃切除术，通过术中快速诊断而得到了确诊。

一般认为，在结肠癌或直肠癌的情况下，不以腺瘤为背景而发生于正常黏膜的癌并不那

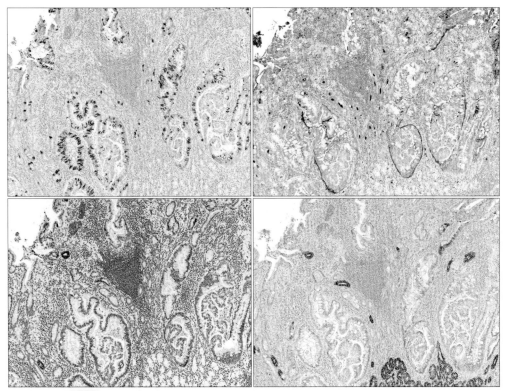

a	b
c	d

图7 免疫组织化学染色像（**图6c**为HE染色）

a MUC2免疫染色。在肿瘤内的杯状细胞呈阳性。

b CD10免疫染色。在肿瘤腺管的内腔可部分观察到阳性表现。

c MUC5AC免疫染色。只有肿瘤周围残留的非肿瘤腺管的一部分呈阳性。

d MUC6免疫染色。与c一样，只有非肿瘤腺管的一部分呈阳性。下部的阳性腺管是残存的非肿瘤性Brunner腺。

么罕见。根据 Ushiku 等的报道，十二指肠的胃型腺癌 19 例中的 8 例（42%）和肠型腺癌 14 例中的 8 例（57%）在边缘见有腺瘤成分（在原文中为 dysplasia）。另一方面，也有最新的报道，从十二指肠的肠型腺瘤进展为腺癌的很少见，诸家的意见并没有统一。当考虑到十二指肠癌的发生率时，也有报道的病例数量少而无可奈何这一方面的原因，但还是希望将来能通过多中心合作研究等，采用多角度的病例分析来查明实际发生情况。

另外，本病例苦于术前诊断，直到进行术中快速诊断之前未能得出腺癌的确定诊断。认为其原因有以下 3 点：①肿瘤的异型性弱；②隆起性病变不明显；③露出于黏膜表层的肿瘤量少。还有，认为是由于肿瘤未破坏肠壁结构而浸润于深部，因此形成了黏膜下肿瘤（submucosal tumor，SMT）样的隆起性 / 狭窄病变。这是一种向吸收上皮和杯状细胞分化明显的小肠型高分化腺癌，可以认为是表现出与在胃中罕有发生的小肠型低度异型（超高分化）肿瘤类似的发育进展方式的病变。

由原发的十二指肠腺癌所引起的十二指肠狭窄的病例报道已有一定程度的积累，当在《医学中央杂志》数据库中以"十二指肠癌""狭窄""病例报道"为关键词检索日本的病例时，从摘要中能够确认为恶性肿瘤所引起的十二指肠狭窄病例为 101 例，其中 44 例为原发性十二指肠腺癌（**表1**），没有像本病例这样在术前不能确定诊断的病例。

另外，以实际情况来说，如果考虑手术标

表1 引起十二指肠狭窄的肿瘤的原发部位（日本报道的病例）

肿瘤的种类/部位	报道数
十二指肠腺癌	44
源于异位胃黏膜	4
合并Crohn病	1
十二指肠腺瘤	3
十二指肠原发内分泌肿瘤	2
NET	1
类腺癌（adenocarcinoid）*	1
胰腺	14
结肠	5
小肠	5
胃	4
恶性淋巴瘤	13
其他（包括重复癌）	11

*：原文标记。

NET：neuroendocrine tumor，神经内分泌肿瘤。

本的肿瘤组织学表现进行回顾性评估的话，在术前活检阶段就可以判断含有肿瘤（**图2a**）。作为病理医生，这是今后需要注意的资料。

参考文献

[1]Matsubara A, Ogawa R, Suzuki H, et al. Activating *GNAS* and *KRAS* mutations in gastric foveolar metaplasia, gastric heterotopia, and adenocarcinoma of the duodenum. Br J Cancer 112: 1398–1404, 2015.

[2]Goto H, Oda Y, Murakami Y, et al. Proportion of de novo cancers among colorectal cancers in Japan. Gastroenterology 131: 40–46, 2006.

[3]Ushiku T, Arnason T, Fukayama M, et al. Extra–ampullary duodenal adenocarcinoma. Am J Surg Pathol 38: 1484–1493, 2014.

[4]Ishizu K, Hashimoto T, Naka T, et al. *APC* mutations are common in adenomas but infrequent in adenocarcinomas of the non-ampullary duodenum. J Gastroenterol 56: 988–998, 2021.

[5]佐藤龍，太田智之，村上雅則，他. 粘膜下腫瘍樣の形態を示した胃体部超高分化型腺癌の1例. 胃と腸 39: 833–840, 2004.

Summary

Apparent *de novo* Development of a Duodenal Low–grade Well–differentiated Adenocarcinoma, Report of a Case

Akiko Matsubara[1,2], Eri Tanaka[2],
Suzuko Moritani, Sachiko Kaida[3],
Tsuyoshi Yamaguchi, Takehide Fujimoto[4],
Masaji Tani[3], Osamu Inatomi[4],
Ryoji Kushima[1,2]

We report the case of a woman in her 70s, who presented to the Department of Gastroenterology at our hospital with the chief complaint of nausea. MRI showed stenosis near the superior duodenal angle. FDG–PET showed localized wall thickening in the same area. Upper gastrointestinal endoscopy revealed stenosis near the supraduodenal angle ; however, a biopsy of the erosive area did not reveal evidence of malignancy on histological analysis. Distal gastrectomy was performed for diagnostic and therapeutic purposes, with histopathological examination of the resected specimen, which demonstrated well–differentiated adenocarcinoma with mild atypia. Immunohistochemical analysis was positive for MUC2 and CD10 and negative for MUC5AC and MUC6 indicating intestinal origin. No malignant characteristics were seen at tumor margins, which suggested *de novo* tumor development.

[1]Department of Clinical Laboratory Medicine, Shiga University of Medical Science Hospital, Otsu, Japan.

[2]Department of Diagnostic Pathology, Shiga University of Medical Science Hospital, Otsu, Japan.

[3]Department of Gastroenterology, Shiga University of Medical Science, Otsu, Japan.

[4]Department of Gastroenterological Surgery, Shiga University of Medical Science, Otsu, Japan.

发生于十二指肠非乳头区的胃型黏膜下浸润癌1例

赤坂 理三郎[1]

永塚 真

佐藤 邦彦[2]

鸟谷 洋右[1]

梁井 俊一

远藤 昌树[3]

西成 悠[4]

长谷川 康

肥田 圭介

佐佐木 章

杉本 亮[5]

上杉 宪幸

菅井 有

松本 主之[1]

摘要●患者为80多岁的男性。通过EGD发现在十二指肠球部有与周围黏膜同色调或发红的亚蒂性隆起性病变。在肿瘤的顶部见有乳头状的表面结构，在病变的基部见有不规则的小型颗粒状结构。在NBI联合放大观察中可以观察到胃小凹上皮样、形状不均一的表面结构和致密的腺管结构，在结晶紫染色像中可以观察到不均一的松球样表现。根据以上表现，诊断为胃型十二指肠癌，施行了ESD。组织病理学检查观察到类似于小凹上皮的高圆柱状上皮和深部不规则的管状腺管，自病变顶部的浸润深度超过10 000 μm。肿瘤细胞为MUC2阴性、MUC5AC阳性、MUC6部分阳性、CD10阴性，诊断为小凹上皮型优势的胃型腺癌。施行了追加外科手术，未见淋巴结转移。治疗后5年内无复发，现随访中。

关键词　　十二指肠癌　胃型肿瘤　SM癌

[1] 岩手医科大学医学部内科学講座消化器内科消化管分野
　〒 028-3695 岩手県紫波郡矢巾町医大通 2 丁目 1-1
[2] もりおか胃腸科内科クリニック
[3] 開運橋消化器内科クリニック
[4] 岩手医科大学医学部外科学講座
[5] 同　病理診断学講座

前言

十二指肠非乳头区上皮性肿瘤（non-ampullary duodenal epithelial tumor，NADET）是一种发生率较低的肿瘤，据报道其仅占所有消化道肿瘤的 1% ~ 2%。但是，近年来随着病例的积累，图像增强内镜 / 放大内镜表现与黏液表型之间的关系受到了人们的关注。但是，胃型肿瘤与肠型肿瘤和胃肠混合肿瘤相比是比较罕见的疾病。另一方面，文献报道也提示浸润于黏膜下层的淋巴结转移阳性病例有预后不良的可能性。此次，笔者等经治了 1 例伴有黏膜下浸润的胃型 NADET，在此进行报道。

病例

患　者：80 多岁，男性。

主　诉：无。

既往史：27 年前施行了大肠癌手术，19 年前患胃溃疡。

生活史：啤酒 350 mL/d 或烧酒 100 mL/d，每周 4 天。20 ~ 74 岁吸烟，20 支 /d。

家族史：无特别记录事项。

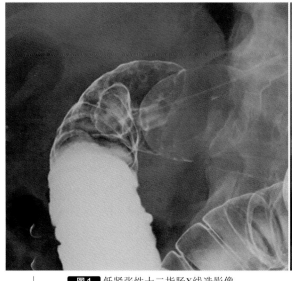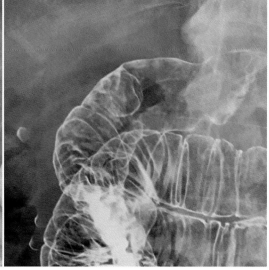

图1 低紧张性十二指肠X线造影像

a 半立位仰卧位第二斜位像。在十二指肠球部见有15 mm大小的隆起性病变。隆起陡峭，边界清晰，在表面可以观察到凹凸。

b 仰卧位第一斜位双重造影像。在隆起性病变的基部可以看到钡的滞留。

现病史：为了胃溃疡的随访观察而施行了上消化道内镜检查（esophagogastroduodenoscopy，EGD），由于指出在十二指肠球部有隆起性病变而被介绍到本科室就诊。

血液生化学结果：除了见有 CEA 轻度升高（5.9 ng/mL）外，无其他需要特别记述的异常表现。抗幽门螺杆菌 IgG 抗体阳性。

低紧张性十二指肠 X 线造影表现（图 1）

在十二指肠球部见有15 mm大小的隆起性病变。隆起陡然增高，边界清晰，在表面可以观察到凹凸不平。

EGD 表现（图 2～图 4） 在十二指肠球部见有亚蒂性隆起性病变（**图2a**），隆起明显，整体上与周围黏膜呈同色调，但基部发红。在靛胭脂染色像中，虽然在肿瘤顶部见有乳头状的表面结构（**图2b**），但基部的结构变得模糊（**图2c**）。

在窄带成像（narrow band imaging，NBI）联合放大观察（**图 3**）中，在肿瘤顶部可以观察到形状不均一的表面结构，并观察到轻度蛇行的祥状血管（**图3b**）。另一方面，在基部

可以观察到小型、致密的腺管结构，见有被认为是腺开口部的凹陷（**图3c**）。另外，在肿瘤基部可以观察到黏膜下肿瘤（submucosal tumor，SMT）样的隆起（**图3d**）。

在结晶紫（crystal violet，CV）染色后的放大观察中，见有形状不均一的松球样表现（**图4**）。

根据以上的内镜表现，认为是隆起型NADET，有可能是胃型肿瘤。因为在 X 线造影表现及内镜表现中未见皱襞集中和伸展不良表现，且清晰观察到黏膜表面的腺管结构，故诊断为黏膜内癌。施行了内镜黏膜下剥离术（endoscopic submucosal dissection，ESD）。

组织病理学表现（图 5，图 6） 为肉眼可见的大小 15 mm×14 mm、具有陡峭隆起的亚蒂性隆起性病变（**图 5a**）。在组织病理学上，表层部由呈乳头状结构的、类似于小凹上皮的高圆柱状上皮的增生构成（**图 5c**），在深部则可以观察到不规则的管状腺管形成（**图5d**）。伴有间质反应，在黏膜下层呈浸润性增殖。肿瘤细胞的核为类圆形或卵圆形，未见高

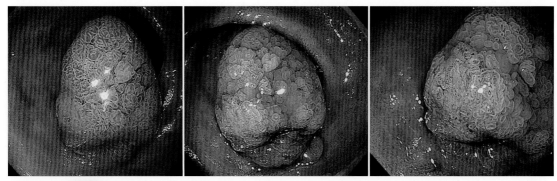

a | b | c

图2 EGD像

a 白光像。在十二指肠球部见有亚蒂性的隆起性病变。隆起明显，整体上与周围黏膜呈同色调，但基部呈发红色调。

b、c 靛胭脂染色像。尽管在肿瘤顶部见有乳头状的表面结构，但基部结构变得模糊。

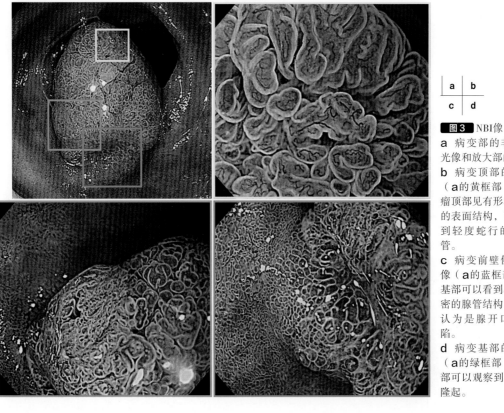

a | b
c | d

图3 NBI像

a 病变部的非放大白光像和放大部的图示。

b 病变顶部的放大像（a的黄框部）。在肿瘤顶部见有形状不均一的表面结构，可以观察到轻度蛇行的袢状血管。

c 病变前壁侧的放大像（a的蓝框部）。在基部可以看到小型而致密的腺管结构，见有被认为是腺开口部的凹陷。

d 病变基部的放大像（a的绿框部）。在基部可以观察到SMT样的隆起。

度异型细胞。

在desmin免疫染色中，黏膜肌层断裂，自肿瘤表层的浸润深度超过10 000 μm（**图6a**）。肿瘤的黏液表型为MUC2阴性、MUC5AC弥漫性阳性（**图6b**）、MUC6部分阳性（**图6c**）、CD10阴性，诊断为小凹上皮型优势的呈胃型表型的腺癌。Ki-67阳性细胞率为51.1%。根据以上表现，按照《大肠癌处置规则》，诊断为pT1b、Ly0、V0、pHM1、pVM1的十二指肠癌。

施行了追加外科切除，但未发现残留病变和淋巴结转移。术后5年内无复发，随访中。

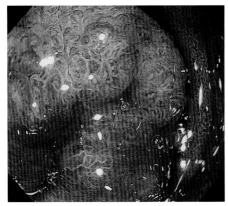

图4 结晶紫染色像。见有形状不均一的松球样表现

分子病理学分析 追加了癌相关基因（*BRAF*、*KRAS*、*GNAS* 基因）突变分析、DNA 甲基化分析以及微卫星不稳定性（microsatellite instability，MSI）分析。其结果，见有 *KRAS* 密码子 12［GGT（Gly）→GCT（Ala），易位（transversion）］和 *GNAS* 外显子 8［GCT（Ala）→GTT（Val），转换（transition）］的突变体（variant），但无 *BRAF* 突变体；DNA 甲基化为低甲基化状态；MSI 判断为微卫星稳定（microsatellite stable，MSS）。

讨论

原发性十二指肠癌是一种罕见的疾病，仅占所有消化道癌的 0.36%。另一方面，根据含

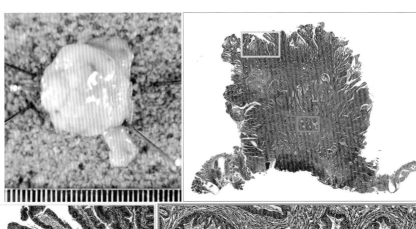

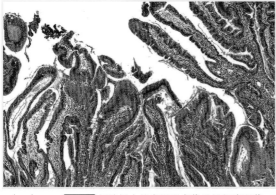

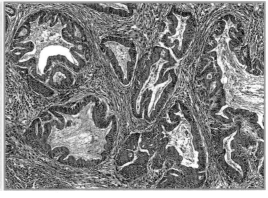

a	b
c	d

图5 切除标本的肉眼观察像及组织病理像
a 福尔马林固定后的肉眼观察像。见有大小为 15 mm × 14 mm、具有陡峭隆起的亚蒂性隆起。
b 实体显微镜像和放大部的图示。
c 肿瘤表层部的中倍放大像（**b** 的黄框部）。由呈乳头状结构的、类似于小凹上皮的高圆柱状上皮的增生构成。
d 肿瘤中心部的中倍放大像（**b** 的蓝框部）。在深部以呈不规则管状腺管形成的成分为主体，伴有间质的结缔组织增生反应（desmoplastic reaction），呈浸润性增殖。肿瘤细胞的核为类圆形或卵圆形，未见明显的细胞异型。

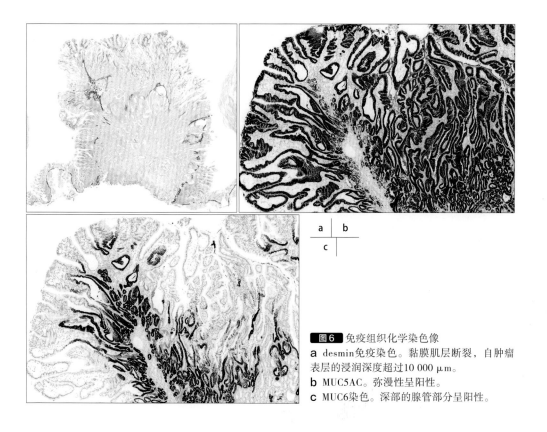

图6 免疫组织化学染色像
a desmin免疫染色。黏膜肌层断裂，自肿瘤表层的浸润深度超过10 000 μm。
b MUC5AC。弥漫性呈阳性。
c MUC6染色。深部的腺管部分呈阳性。

有黏液表型的免疫组织化学特征，NADET被分为胃型、肠型、混合型和无法分类型。这其中的肠型肿瘤可发生于十二指肠的任何部位，胃型肿瘤则发生于靠近十二指肠乳头区的近端。这被认为是由各表型肿瘤的起源不同所造成的。也就是说，一般认为，由于小肠型上皮存在于整个十二指肠，所以肠型表型肿瘤的发生部位无偏移；但由于胃型肿瘤所起源的Brunner腺、胃上皮化生、异位胃黏膜多位于包括球部在内的口侧，所以胃型表型肿瘤也好发于口侧。

笔者等所经治的本病例最终被诊断为呈胃型表型的黏膜下浸润癌。胃型癌与肠型癌和胃肠混合型癌比起来更为罕见。作为胃型癌的特征性内镜表现有色调发红和隆起型肉眼分型，常常在顶部可以观察到腺开口部样的凹陷，而很少伴有在肠型癌可见的白色绒毛。另外，笔者等曾报道，NADET的放大内镜表现大致可分为脑回状、分叶状、网状/沟状、松球状，松球状的放大表现是胃型肿瘤的特征性表现。另

外，NADET的临床经过和预后也因黏液表型的不同而不同。也就是说，根据Ushiku等的研究，在十二指肠浸润癌患者中，胃型癌患者比肠型癌患者的生命预后更差。

本病例在NBI联合放大观察中见有乳头状结构，在CV染色下的放大观察中可确认松球状表现，因此可以做出胃型肿瘤的术前诊断。另一方面，由于未见明显的皱襞集中和伸展不良表现，诊断为黏膜内癌，但最终确诊为黏膜下浸润癌。当回顾性分析内镜表现时，不能否定在肿瘤的口侧观察到的SMT样的隆起以及肿瘤基部的凹陷可能是提示黏膜下浸润的表现。与隆起型大肠癌一样，认为关于隆起型十二指肠癌的浸润深度和黏膜下浸润程度的诊断，今后有必要进行进一步的病例分析。

牛久等研究了36例十二指肠非乳头区癌的临床病理学特征，其中呈脉管浸润和未分化型组织病理学表现的4例早期癌均为胃型表型的黏膜下浸润癌，提示呈胃型表型的NADET可

表1 发生于十二指肠非乳头区的胃型表型癌的临床组织病理学表现

年龄	性别	部位	与乳头部的关系	大小/mm	色调	形态	治疗	浸润深度	浸润距离/μm	主组织型	副组织型	脉管浸润	淋巴结转移	报道者	报道年
55岁	M	球部	口侧	30	发红	0-Ⅱa	DG	SM	<500	pap		-	-	中村等	2000
76岁	M	球部	口侧	20	同色+发红	0-Ⅱa+Ⅱc	分节切除	M		tub1		-	无清扫	高桥等	2008
61岁	M	降部	无记载	20	发红	0-Ⅱa+Ⅱc	PD	M		tub1		-	-	丸山等	2009
60岁	M	水平部	肛侧	15	同色+发红	0-Ⅰs	EMR	M		tub1		-	-	山贺等	2012
60~69岁	M	球部	口侧	30	发红	0-Ⅱa	胃切除	SM	无记载	tub1		-	-	樫村等	2016
64岁	F	降部	口侧	10	发红	0-Ⅰs	SSPPD	SM	400	por	tub2	+	+	吉水等	2019
49岁	F	降部	口侧	15	发红	0-Ⅱa+Ⅱc	SSPPD	SM	1800	por	tub2	-	+	吉水等	2019
56岁	F	水平部	肛侧	28	白色	0-Ⅱa	楔状切除	SM	1500	tub1	tub2	-	-	吉水等	2019
76岁	M	降部	口侧	10	发红	0-Ⅱa+Ⅱc	SSPPD	SM	2000	tub2	por	+	-	吉水等	2019
59岁	M	降部	口侧	13	同色	0-Ⅰs	内镜切除	SM	3000	tub2		+	无清扫	吉水等	2019
82岁	M	球部	口侧	10	发红	0-Ⅰs	ESD	SM	无记载	无记载		-	无清扫	平田等	2019
73岁	M	球部	口侧	9	发红	0-Ⅱa	ESD	M		无记载		-	无清扫	平田等	2019
59岁	F	降部	无记载	21	同色	0-Ⅱa+Ⅱc	EMR	M		pap	tub1	-	无清扫	福田等	2020
70~79岁	F	球部	口侧	16	同色+发红	0-Ⅱa+Ⅱc	EMR	M		tub1		-	无清扫	中冈等	2021
80多岁	M	球部	口侧	15	同色+发红	0-Ⅰs+Ⅱc	ESD	SM	>10 000	tub1	pap	-	通过追加切除N0	笔者	2015

PD: pancreaticoduodenectomy, 胰十二指肠切除术; SSPPD: subtotal stomach preserving pancreaticoduodenectomy, 胃次全保留胰十二指肠切除术; DG: distal gastrectomy, 幽门侧胃切除; EMR: endoscopic mucosal resection, 内镜下黏膜切除术; ESD: endoscopic submucosal dissection, 内镜黏膜下剥离术。

能是高恶性度肿瘤。另外，根据吉水等的研究报道，NADET 中的 SM 癌 12 病变中有 11 病变（92%）呈胃型表型，这些病变的淋巴结转移率高达 46%。同样，在 Minatsuki 等的十二指肠早期癌研究中，也显示胃型病变的黏膜下浸润比例高。

在表 1 中总结了日本报道的浸润止于黏膜下层的十二指肠非乳头区胃型癌病例。病变所在部位为十二指肠球部 7 例、降部 6 例、水平部 2 例，多发生于十二指肠乳头的口侧。内镜下表面型肿瘤 10 例、隆起型 5 例，表面型较多；8 例呈发红色调。浸润深度为黏膜内癌 6 例、黏膜下浸润癌 9 例；组织学分型为高分化腺癌 7 例、中分化腺癌 2 例、乳头状腺癌 2 例、低分化腺癌 2 例，散见有分化度低的病变。另外，最近有选择内镜治疗的趋势。

总结笔者等所经治的病例和上述报道，黏膜内病变均无脉管浸润和淋巴结转移，被认为是内镜治疗的适应证。另一方面，具有低分化腺癌成分的病变均见有脉管浸润或淋巴结转移。另外，在吉水等报道的病例中，尽管最大瘤径为 10 mm，SM 浸润深度为 400 μm，但静脉浸润和淋巴管浸润却呈阳性。因此，认为与胃癌一样，在以低分化型腺癌为主组织型的十二指肠癌的治疗选择上，需要采取慎重的态度。另一方面，由于不含低分化成分的病变发生脉管浸润和淋巴结转移的风险较低，因此或许可以扩大为内镜治疗的适应证。就像过去对胃癌的研究一样，认为关于对早期十二指肠癌的内镜治疗的适应证，也需要进一步的病例积累和分析。

根据 Matsubara 等对 NADET 的基因分析的结果，在 17% 的癌确认了 GNAS 的突变体，在 37% 的癌确认了 KRAS 的突变体。另外，还显示 GNAS 的突变体阳性病变全部为胃型癌。在本病例也确认了 KRAS 和 GNAS 的突变体。还有，在十二指肠的胃小凹上皮化生和异位胃黏膜也确认了 KRAS、GNAS 的突变体，认为这些在考虑胃型肿瘤的发生、进展上是重要的表现。

结语

本文报道了 1 例引起黏膜下浸润的胃型十二指肠癌。

参考文献

[1] Darling RC, Welch CE. Tumors of the small intestine. N Engl J Med 260: 397-408, 1959.

[2] 川元健二，牛尾恭輔，井野彰浩，他．腫瘍性・腫瘍様十二指腸小病変の診断．胃と腸 36: 1507-1527, 2001.

[3] 八尾隆史，津山翔，赤澤陽一，他．十二指腸腺腫と癌の病理組織学的の診断基準（案）．胃と腸 54: 1088-1094, 2019.

[4] 牛久哲男，加藤萌，山澤翔，他．十二指腸非乳頭部癌の病理組織学的の特徴と悪性度評価．胃と腸 54: 1095-1101, 2019.

[5] 大腸癌研究会（編）．大腸癌取扱い規約，第9版．金原出版，2018.

[6] 近藤哲，蜂須賀喜多男，山口晃弘，他．原発性十二指腸癌7切除例の臨床的検討．日消外会誌 17: 1987-1995, 1984.

[7] 八尾隆史，椛島章，上月俊夫，他．胃型分化型腺癌—新しい抗体を用いた免疫染色による癌の形質判定．胃と腸 34: 477-485, 1999.

[8] 平田敬，蔵原晃一，大城由美，他．十二指腸非乳頭部上皮性腫瘍と腫瘍様病変の内視鏡所見—内視鏡の鑑別診断を含めて．胃と腸 54: 1103-1120, 2019.

[9] Toba T, Inoshita N, Kaise M, et al. Clinicopathological features of superficial non-ampullary duodenal epithelial tumor ; gastric phenotype of histology correlates to higher malignant potency. J Gastroenterol 53: 64-70, 2018.

[10] Hida R, Yamamoto H, Hirahashi M, et al. Duodenal neoplasms of gastric phenotype: an immunohistochemical and genetic study with a practical approach to the classification. Am J Surg Pathol 41: 343-353, 2017.

[11] 遠藤昌樹，松本主之，菅井有．十二指腸腫瘍の診断と治療．Gastroenterol Endosc 56: 3763-3774, 2014.

[12] Endo M, Abiko Y, Oana S, et al. Usefulness of endoscopic treatment for duodenal adenoma. Dig Endosc 22: 360-365, 2010.

[13] Toya Y, Endo M, Akasaka R, et al. Clinicopathological features and magnifying chromoendoscopic findings of non-ampullary duodenal epithelial tumors. Digestion 97: 219-227, 2018.

[14] Ushiku T, Arnason T, Fukayama M, et al. Extra-ampullary duodenal adenocarcinoma. Am J Surg Pathol 38: 1484-1493, 2014.

[15] 郷田憲一，土橋昭，原裕子，他．十二指腸非乳頭部腺腫・粘膜内癌・浸潤癌の鑑別を中心に．臨消内科 29: 1587-1595, 2014.

[16] 長谷康二，竹腰隆男，馬場保昌，他．早期十二指腸癌の実態と内視鏡的治療の適応の検討—文献報告例の分析を基に．消内視鏡 5: 969-976, 1993.

[17] 吉水祥一，河内洋，山本頼正，他．非乳頭部十二指腸 SM 癌の12例．胃と腸 54: 1131-1140, 2019.

[18] Minatsuki C, Yamamichi N, Inada K-I, et al. Expression of gastric markers is associated with malignant potential of nonampullary duodenal adenocarcinoma. Dig Dis Sci 63: 2617-2625, 2018.

[19]中村二郎，吉田経雄，滝澤登一郎．胃型形質を示した早期十二指腸癌の1例．Gastroenterol Endosc 42: 1078-1083, 2000.

[20]高橋誠，浜田修二，中村和彦，他．異所性胃粘膜より発生した早期十二指腸球部癌の1例．Gastroenterol Endosc 50: 1298-1303, 2008.

[21]丸山雅史，長谷部修，保坂典子，他．異所性胃粘膜由来癌．消内視鏡 21: 1566-1567, 2009.

[22]山賀雄一，大花正也，久須美房子，他．異所性胃粘膜を背景とする十二指腸水平部癌に対してEMRを施行した1例．Gastroenterol Endosc 54: 3148-3155, 2012.

[23]樫村弘隆，樫村好夫，下田忠和，他．異所性胃粘膜由来の十二指腸球部早期癌の1例．胃と腸 51: 382-391, 2016.

[24]福田麟太郎，鈴木裕史，裴有安，他．十二指腸原発胃型形質癌に対してESDを施行した一例．Prog Dig Endosc 96: 133-135, 2020.

[25]中岡宙子，永塚真，千葉秀幸，他．NBI併用拡大観察が有用であったgastric-type adenocarcinoma with inverted cystic tubulovillous adenoma of the duodenumの1例．胃と腸 56: 501-514, 2021.

[26]Toya Y, Endo M, Yamada S, et al. The mucin phenotype does not affect the endoscopic resection outcome of non-ampullary epithelial tumors. Endosc Int Open 09; E1297-1302, 2021.

[27]Matsubara A, Ogawa R, Suzuki H, et al. Activating *GNAS* and *KRAS* mutations in gastric foveolar metaplasia, gastric heterotopia, and adenocarcinoma of the duodenum. Br J Cancer 112: 1398-1404, 2015.

Summary

Submucosally Invasive Adenocarcinoma of Gastric-type Occurring in Non-ampullary Duodenum, Report of a Case

Risaburo Akasaka[1], Makoto Eizuka,
Kunihiko Sato[2], Yosuke Toya[1],
Shunichi Yanai, Masaki Endo[3],
Yutaka Nishinari[4], Yasushi Hasegawa,
Keisuke Koeda, Akira Sasaki,
Ryo Sugimoto[5], Noriyuki Uesugi,
Tamotsu Sugai, Takayuki Matsumoto[1]

A man in his 80s underwent esophagogastroduodenoscopy that revealed an enlarged lesion with a diameter of 15mm in the duodenal bulb. The top of the tumor had a papillary surface pattern as in gastric foveolar. The base of the tumor was reddish and had an irregular small granulated pattern. Magnifying endoscopy with crystal violet staining revealed an irregular pine-cone pattern. The lesion was finally diagnosed as gastric-type adenocarcinoma and was treated by endoscopic submucosal dissection. Histopathological examination revealed a well-differentiated adenocarcinoma that had invaded the duodenal submucosa. On immunohistochemical examination, the lesion was positive for MUC5AC and MUC6 ; therefore, we confirmed the diagnosis as gastric-type adenocarcinoma. Additional surgery was performed, and no metastases were found in lymph nodes. Genetic analyses identified *KRAS* and *GNAS* mutation. There has been no evidence of recurrence for 5 years after surgery.

[1]Division of Gastroenterology, Department of Internal Medicine, School of Medicine, Iwate Medical University, Iwate, Japan.

[2]Morioka Gastroenterology Clinic, Morioka, Japan.

[3]Kaiunbashi Endoscopy Clinic, Morioka, Japan.

[4]Department of Surgery, School of Medicine, Iwate Medical University, Iwate, Japan.

[5]Division of Molecular Diagnostic Pathology, Department of Pathology, School of Medicine, Iwate Medical University, Iwate, Japan.

编辑后记

小野 裕之　静冈县立静冈癌症中心内镜科

　　本书的主题是"十二指肠非乳头区腺瘤和腺癌的诊断和治疗"。

　　一 由于十二指肠癌的发生率在日本是每10万人中有2.4人，比较罕见，其他十二指肠恶性肿瘤的发生率也比较低，因此过去在内镜诊断方面并没有引起人们太大的重视。另外，在内镜治疗方面技术难度也比较高，并且是暴露于胰液和胆汁等消化液浓度较高的部位，并发症多，所以适应证比较局限，不可否认的是，内镜医生的眼睛还是容易看向其他消化道器官。

　　但是笔者相信很多内镜医生都有近年来十二指肠腺瘤/腺癌的发病率在增加这种印象。这既可能是由于变得更加注意观察，所以过去被忽视的病变被发现了，也可能实际上发病率在增加。也有在幽门螺杆菌阴性时代胃内环境发生了变化，与之相应地病变增加这样的假说，很令人感兴趣。晚期癌的发病率并没有怎么增加，而如果晚期癌的发病率增加了的话，则可以说发病率真的增加了。由于幽门螺杆菌阳性率降低，难以预测今后日本人的胃/十二指肠疾病的发展前景，有可能会大大改变我们迄今为止的认识。这种情况下，在日本胃癌学会和日本肝胆胰外科学会的主导下，于2021年发行了《十二指肠癌诊疗指南》。这是关于十二指肠癌的第一个指南，是该领域的需求不断增长的佐证。

　　那么，各位读者知道存在有Brunner腺吗？当这样被问到时，我想大家会这么回答："那是当然！"但猛然一想，我自己也刚刚意识到，虽然知道其名字，但关于其功能和组织结构并不很了解。藏原医生在序中以Brunner腺为代表，从胃型、肠型的观点整理介绍了十二指肠病变的形成。包括笔者在内，希望初学者首先仔细阅读这篇序。笔者认为，理解十二指肠病变因胃型、肠型的表型不同而不同是很重要的。如果理解了序的内容，就可以通过各论部分九嶋医生的论文和八尾医生的论文更深入地学习病理诊断。

　　关于内镜诊断和治疗，通过清森、角嶋、加藤、吉水等医生的论文介绍了目前最新的进展。关于这一领域，由于还处于发展过程中，尚未完全确立，所以笔者认为今后人们将会致力于更高精度的诊断、更安全而简便的治疗方法的研究和开发。

　　衷心期待阅读本书的读者中能有人产生新的见解，开发出新的手术技巧。